AF503768

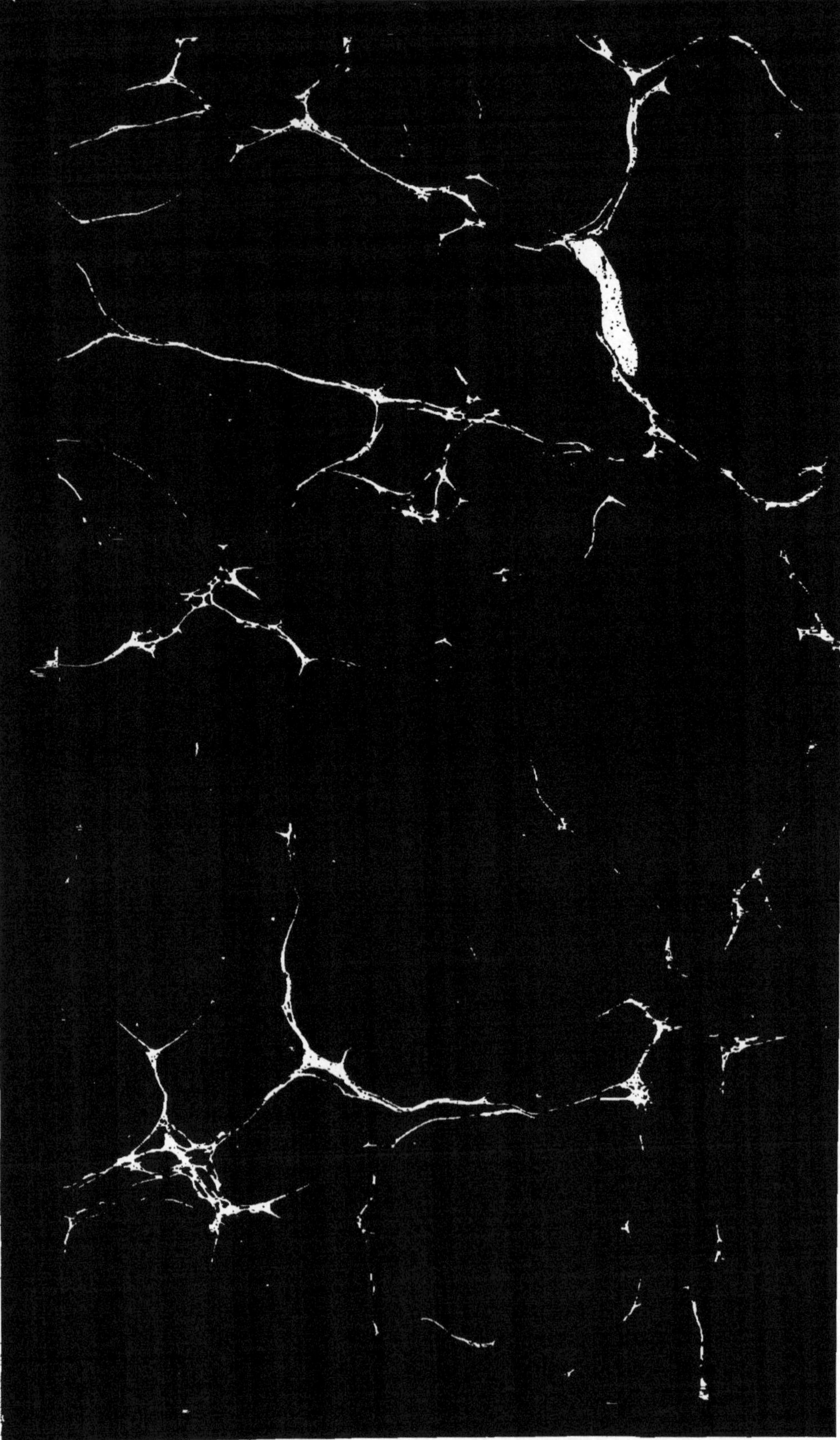

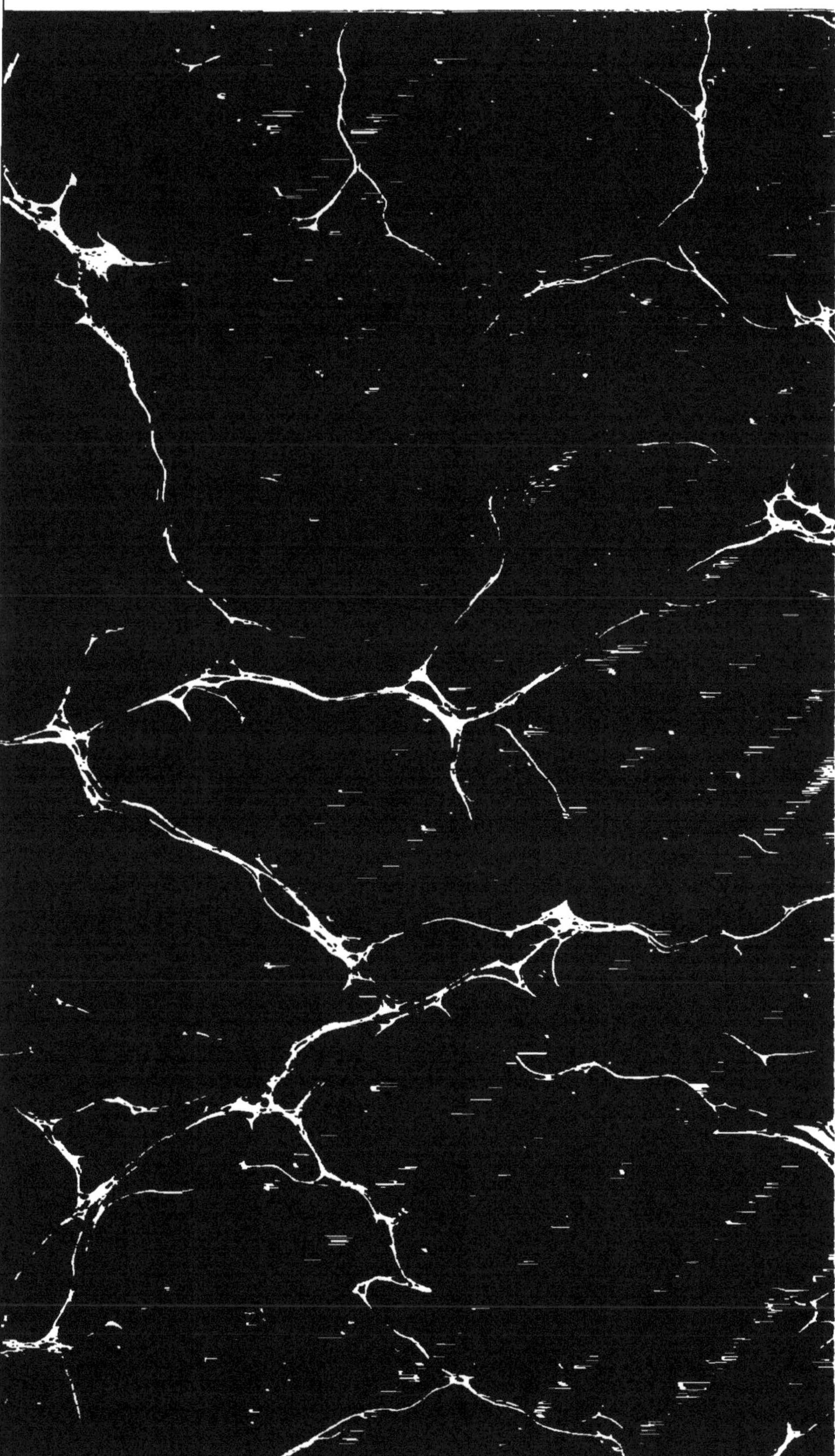

# HYGIÈNE
# DE LA VUE

DU MÊME AUTEUR :

*Divers mémoires sur la Photographie*, insérés dans les ouvrages de Charles Chevalier.

*La Méthode des Portraits grandeur naturelle*. Brochure in-8°.

*Étude sur Charles Chevalier*. 1 vol. grand in-8°.



PARIS. — IMPRIMÉ CHEZ BONAVENTURE ET DUCESSOIS
55, QUAI DES GRANDS-AUGUSTINS.

+QUI DIACE
SALVINO D'ARMATO DEGLI ARMATI
DI FIRENZE
INVENTOR DEGLI OCCHIALI
DIO GLI PERDONIE A PECCATA
ANNO D. MCCCXVII
E. DAVID. D
F. SIMON. S

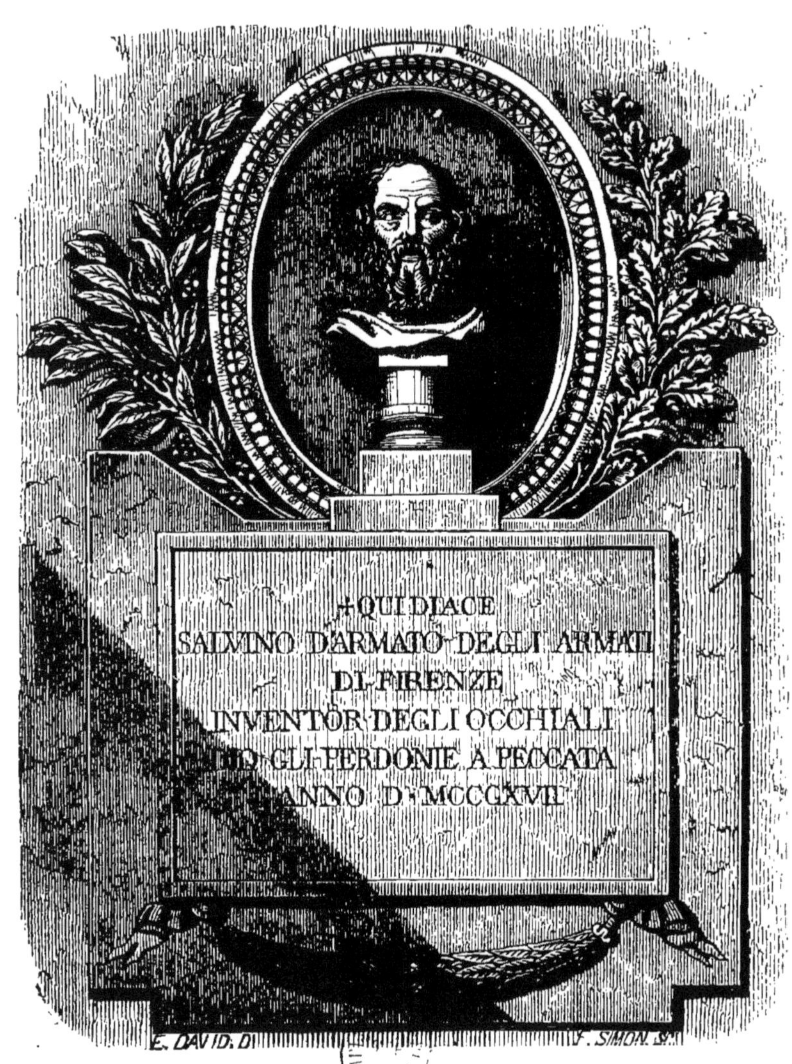

TOMBEAU DE SALVINO ARMATO

INVENTEUR DES LUNETTES, BIENFAITEUR DE L'HUMANITÉ.

# DE LA V[illegible]

ARTHUR CHEVALIER

[illegible]

CHARLES CHEVALIER

[illegible]

PARIS

[illegible]

# HYGIÈNE
# DE LA VUE

PAR

**ARTHUR CHEVALIER**

INGÉNIEUR-OPTICIEN

FILS DE

CHARLES CHEVALIER



OUVRAGE UTILE AUX GENS DU MONDE
AUX GENS DE LETTRES, AUX MÈRES DE FAMILLE, ET A TOUTES
LES CLASSES DE LA SOCIÉTÉ

contenant

*Les précautions à prendre pour conserver la vue,*
*l'usage et le choix raisonné des lunettes,*
*les moyens de les vérifier, des considérations sur l'application*
*des moyens optiques aux diverses maladies*
*des yeux, etc., etc.*

**DEUXIÈME ÉDITION**

ENRICHIE DE 77 DESSINS ET DE 3 PLANCHES COLORIÉES

> La vérité est un coin qu'il faut faire
> entrer par le gros bout.
>
> FONTENELLE.

PARIS
L. HACHETTE ET Cᵉ, LIBRAIRES-ÉDITEURS
BOULEVARD SAINT-GERMAIN, 79.

L'AUTEUR, PALAIS-ROYAL, 158,
Galerie de Valois.
1862

# PRÉFACE

Le succès que vient d'obtenir notre petit *Manuel sur l'hygiène de la vue* nous a engagé à présenter au public un ouvrage complet sur la vue, sur les précautions à prendre pour la conserver, *et surtout sur l'usage raisonné des lunettes.*

Nous espérons que les idées que nous avons déjà répandues généraliseront des principes desquels on ne devrait pas s'écarter, et feront porter une attention plus sérieuse sur la question des lunettes, trop longtemps négligée. Que de gens, hélas! sont aujourd'hui aveugles pour avoir manqué de précautions à l'égard de leur vue! Cependant, un peu d'attention aurait suffi pour éviter de pareils maux. Espérons que ce livre, écrit dans un but d'utilité générale, fera réfléchir et éclairera chacun sur les moyens à prendre pour conserver sa vue.

Le premier ouvrage complet sur l'usage rationnel des lunettes fut le *Manuel des Myopes et des Presbytes*, de mon père, Charles Chevalier. Ce livre, favorablement accueilli du monde savant, est pour ainsi dire épuisé; il nous en reste environ deux cents exemplaires, que nous offrirons aux personnes qui posséderont notre *Hygiène*.

Comme on le verra en lisant la table des matières de notre *Hygiène de la Vue*, nous avons traité avec détails tout ce qui est relatif à la vision, aux diverses maladies des yeux. Notre chapitre sur l'hygiène de la vue est aussi fort étendu. En faisant cet ouvrage, nous avons dû avoir recours au ***Manuel des Myopes et Presbytes***, de Charles Chevalier, puis aux savants traités de MM. les docteurs Desmarres, Magne, Mackensie, Michel Lévy, etc.

Nous sommes heureux aussi de saisir l'occasion de cette préface pour exprimer notre vive reconnaissance à nos célèbres docteurs, MM. Desmarres, Magne, Blanchet, Desormeaux, etc., qui ont bien voulu nous honorer de leurs conseils, et nous permettre de voir dans leurs cliniques les différentes affections des yeux. Nous ne saurions trop les remercier de leur gracieuse aménité à notre égard.

Puisse ce livre être utile! c'est là notre

plus cher désir. Puisse-t-il appeler l'attention sur un sujet dont l'importance, si méconnue, entraîne à cause de cela la perte de la vue! PUISSE-T-IL AUSSI APPELER L'ATTENTION DES LÉGISLATEURS, ET FAIRE NAITRE UNE LOI QUI RÉGISSE L'OPTIQUE EN CE QUI TOUCHE LA QUESTION DES LUNETTES!

# I

## DU CHARLATANISME

### A PROPOS DES LUNETTES A LIRE ET DES MALADIES DES YEUX

Le but de cet avertissement est de dévoiler les manœuvres des charlatans ; les préceptes contenus dans ce livre donneront à chacun les moyens de les confondre. Il est temps vraiment de mettre un terme aux absurdités à l'aide desquelles on abuse à chaque instant de la crédulité publique.

Dans le monde, en général on est convenu d'appeler opticien quiconque vend des lunettes; c'est là une fausse manière de discerner, et dont on doit se déshabituer. En effet, on n'est opticien qu'à la condition de savoir l'optique, *de fabriquer chez soi des instruments ;* d'ordinaire ceux qui présentent ces conditions ont reçu les premières récompenses dans nos expositions, pour les travaux de mérite qu'ils ont exécutés. Ces titres sérieux doivent donner au public une confiance qu'il ne peut accorder lorsqu'ils n'existent pas, et nous ne saurions trop insister pour que le public s'informe un peu, avant de savoir, en matière d'optique, à qui il doit s'adresser pour placer sa confiance.

Il faut donc distinguer l'*opticien véritable* du *marchand de lunettes*, et, avec un peu d'attention, cela est vraiment facile. Lorsqu'on veut acquérir des instruments d'optique, et les lunettes constituent un instrument dont la précision doit être parfaite, on devra être bien renseigné et ne pas s'adresser au hasard. Du reste, quelques paroles échangées et un examen rapide feront connaître si en entrant dans telle ou telle maison on s'est bien adressé. *On devra insister pour visiter les ateliers et voir par soi-même si les conditions de fabrication sont bonnes ; il sera facile de s'en assurer en lisant le chapitre que nous avons réservé à ce sujet.*

A cet égard, l'opinion du docteur Al. Magne, l'un de nos plus célèbres oculistes, résume parfaitement ce que nous venons d'indiquer. Dans son étude sur les maladies des yeux, il s'exprime ainsi :

« Car, il faut bien le dire, sur cent opticiens, *ou* « *se disant tels*, plus de quatre-vingt-dix ne savent « même pas de quelle façon se fait le verre qu'ils

« exploitent; bien plus, ils ignorent les éléments « qui entrent dans sa fabrication : que sera-ce si « vous venez à les interroger sur les premières « notions d'optique? »

Et pourtant chaque époque a eu ses opticiens savants et célèbres, et dans ces temps derniers il me suffira de citer les noms de Cauchoix, Vincent Chevalier, Charles Chevalier, N. Lerebours, Rossin, etc.; aujourd'hui celui de M. Secretan, etc. Il a été, et il est donc facile de se trouver en face de gens honorables et instruits.

Il est inconcevable que dans un siècle aussi éclairé que le nôtre, on ne fasse pas plus attention à une chose si importante, et que l'on relègue les lunettes au rang des choses les plus futiles.

Cet instrument, si simple en apparence, demande pourtant à être construit avec la plus grande précision; vient ensuite le choix, c'est-à-dire l'adaptation des verres aux différentes vues, chose difficile et qui demande de la part de l'opticien des connaissances fort étendues. Ces deux points sont cependant tout à fait négligés et incompris, de sorte que la masse des mauvaises lunettes répandues est incalculable, d'autant plus que ce précieux auxiliaire est pour ainsi dire d'un usage général.

Si chacun voulait comprendre l'utilité de la

précision des lunettes, le charlatanisme ne pourrait avoir accès sur un instrument aussi utile à l'humanité. Aujourd'hui, cependant, on ne peut nier qu'en matière de lunettes, le charlatanisme ne soit à son apogée. Que n'invente-t-on pas chaque jour pour tromper le public? Les mots les plus singuliers, les enseignes les plus contraires au bon sens, tout cela est mis à contribution, pour arriver au débit d'objets grossiers, de nature à altérer la vue.

Que l'on sache donc, une bonne fois, que le seul verre capable d'être employé utilement pour les verres de lunettes, est le crown glass pur. Ce verre, employé pour la construction des objectifs de télescopes et instruments d'optique de précision, ne peut être remplacé par aucune autre substance, surtout s'il est travaillé suivant les meilleurs procédés. Le verre à vitres ou crown glass commun est cependant le plus employé, joignez à cela un travail défectueux, un choix du numéro des verres résultant de l'ignorance, et vous aurez l'idée de la manière dont se traite généralement la question importante des lunettes.

Le cristal de roche que l'on vante chaque jour doit être taillé suivant certaines lois, sous peine d'altérer la vue; cependant c'est presque toujours mal taillé qu'il est livré au public. Du reste, le cristal de roche bien taillé laisse beaucoup à désirer, et cette substance est inférieure en qualité au crown glass pur.

On le voit, il faut faire la plus grande attention au choix des lunettes; il faut pour cela ne s'adresser qu'à des fabricants consciencieux, d'un mérite reconnu. Il faut surtout éviter de se laisser prendre à ces annonces mensongères, et bien se persuader que le premier venu ne peut être capable de délivrer des lunettes. Que l'on sache donc qu'il faut, pour s'occuper de cette question sérieuse, posséder des connaissances fort étendues en optique, des notions générales sur l'anatomie de l'œil, et surtout la théorie de la vision ; qu'il faut aussi être fabricant, connaître toutes les règles de l'optique pratique, et avoir une expérience suffisante.

Dans les conditions que nous venons d'énoncer, un opticien pourra présenter des titres sérieux à la confiance publique ; que le public n'agisse donc pas à la légère, qu'il s'informe, et de cette façon l'humanité y gagnera, la vérité se fera jour, et l'on n'aura pas à déplorer la masse de gens devenus aveugles par le mauvais choix et la mauvaise qualité des lunettes.

Qu'on se persuade aussi que la vente des lunettes n'étant soumise à aucun règlement, il en résulte naturellement que le premier venu peut s'intituler opticien, et délivrer au public des produits d'autant plus pernicieux, qu'ils doivent servir à l'organe le plus précieux que nous possédions. Voilà la cause du mal, réglementez la vente des lunettes et vous entraverez la marche du charlatanisme!

Dans les grandes villes, les charlatans sont encore combattus, mais dans les provinces ils agissent à volonté; là, tout en demandant des sommes incalculables, ils altèrent force vues. Une seule paire de lunettes est souvent payée 20 ou 40 francs, et même davantage.

Ce que je ne comprendrai jamais, c'est qu'on se se laisse prendre à ces manœuvres, après avoir lu des prospectus répandus par ces sortes d'industriels. Les faits les plus erronés, les plus absurdes fourmillent dans leurs pamphlets, et je ne saurais passer sous silence quelques assertions qui seraient comiques si elles n'étaient dangereuses.

Ainsi, d'après ces prétendus opticiens, on trouve des verres dont le numéro une fois choisi peut durer dix ans, tandis que les verres ordinaires doivent être changés chaque année. On peut aussi, affirment-ils, y voir à soixante ans comme à quinze, et tout cela à l'aide de verres particuliers dont ils sont seuls détenteurs.—Avec leurs verres, on évite aussi l'altération du cristallin, ce qui détermine des maux de tête; on rend l'éclat aux yeux les plus éraillés; enfin, les vues couvertes de nuages, les paupières où afflue le sang, etc., etc., tout cela est guéri, radicalement guéri à l'aide des verres spéciaux perfectionnés, brevetés, etc., etc. N'a-t-on pas aussi osé afficher des verres pour exempter de la conscription, c'est-à-dire procurer le moyen de devenir aveugle!

En même temps qu'ils vantent les qualités de leurs verres, ces charlatans osent aussi faire de petits cours d'hygiène; et ce sont de belles œuvres, je vous assure.

Voici quelques conseils dont j'engage mes lecteurs à profiter. Une bonne chose mérite publicité. Ainsi on devra éviter de se cuire les yeux à la lueur d'une lampe fumeuse; on devra aussi éviter l'eau, le soleil, le manque d'air, tous ennemis des yeux. Il faudra se faire raser le dessus de la tête et avoir soin de s'asperger d'eau pendant le travail. En se levant, comme précepte d'hygiène oculaire, on se lavera les mains, la tête, etc., puis on aura soin de laisser sécher l'eau avant d'essuyer.

Je ne m'étendrai pas sur les collyres vendus par les charlatans; sur ce sujet, je me bornerai à répéter ce que Réveillé-Parise, docteur en médecine, a écrit dans son *Hygiène oculaire* : *Il faut ne s'en rapporter, dans les maladies graves des yeux, qu'aux gens de l'art les plus expérimentés, et non à cette foule de médicastres qui savent tout, hors qu'ils sont ignorants.*

Je n'en finirais pas si je voulais énumérer les erreurs contre lesquelles on se heurte à chaque pas. En présence de tels faits, peut-on nier l'influence du charlatanisme sur un objet qui intéresse l'humanité à un si haut degré? Je ne le pense pas, *et avant que la loi n'intervienne*, ce qui sera un grand bienfait, nous avons cru utile de dévoiler les manœuvres des charlatans. J'espère qu'on nous en saura gré.

Les médecins peuvent beaucoup faire, car consultés chaque jour au sujet des affections des yeux, ils peuvent éclairer le public, et nous saisissons cette occasion pour remercier MM. Desmarres, Magne, Velpeau, Nélaton, Blanchet, Sichel, nos plus célèbres médecins oculistes, pour les bonnes recommandations qu'ils ont daigné faire de nous. Nous ferons tous nos efforts pour mériter de plus en plus leur confiance.

Dévoiler les manœuvres des charlatans, donner à chacun les moyens de voir comment les choses doivent être faites pour être bonnes, c'est à coup sûr saper l'édifice construit par l'ignorance et la cupidité, et que, dans l'intérêt de l'humanité, nous serions fort aise de voir crouler.

En résumé, il serait à désirer que la vente des verres de lunettes fût réglementée et qu'on les considérât comme des médicaments; il faudrait donc interdire toutes les fabrications vicieuses, et ne permettre la vente des lunettes qu'à des fabricants sérieux, auxquels un diplôme de capacité serait délivré. De cette façon, l'humanité y gagnerait, et cette réforme serait une des plus importantes de notre siècle.

## II

# HISTORIQUE DES LUNETTES

## OU BESICLES

L'histoire de l'origine des lunettes ne se trouve bien complète que dans le *Manuel des Myopes et des Presbytes* de mon père ; à force de persévérance il est parvenu à recueillir tout ce qui se rattachait à ce sujet. Montucla, Molineux, Manni, Rédi, etc., furent tour à tour consultés par lui, et il finit enfin par produire un travail sérieux et intéressant, au lieu de notes éparses qu'il fallait chercher dans les ouvrages précédemment cités.

Nous esquisserons ici cette histoire en ajoutant quelques notes que nous avons recueillies.

On n'est pas d'accord sur l'étymologie du mot bésicles ; les uns veulent qu'ils viennent de *bis* et *oculus* (deux yeux), les autres de *bis* (deux fois) et de *cyclus* (cercle). Quant au mot *lunette*, il a été adopté, d'après l'avis de certaines personnes, parce que les verres ont à peu près la forme de deux petites lunes.

De nos jours les Anglais nomment les lunettes, *spectacles* sans doute de *spectare* (regarder), les Italiens les appellent lunettes de nez (*occhiali di naso*), et les Espagnols *anteojo*. Ménage a défini ce dernier mot en le faisant dériver de *ante oculos* (devant les yeux).

Les anciens ne connaissaient pas les lunettes, puisqu'ils ne se servaient que de globes de verres remplis d'eau, ou de sphères en verre. Les personnes qui veulent que tout ait été connu dans l'antiquité n'ont pas manqué d'invoquer Plaute, mais dans ses ouvrages il n'indique rien qui soit en faveur des lunettes. Pline ne parle que des boules de verre avec lesquelles on brûlait les habits, et les chairs des malades qu'on voulait cautériser. Dans ses *Nuées*, Aristophane parle d'un certain bouffon nommé Strepsiade, faisant part à Socrate d'une belle invention qu'il a imaginée pour ne point payer ses dettes. *Avez-vous vu, dit-il, chez les droguistes, la belle pierre dont ils se servent pour allumer du feu ? — Veux-tu dire le verre, dit Socrate? — Oui, répond Strepsiade. — Eh bien, voyons ce que tu en feras, réplique Socrate. — Le voici, dit le bouffon. Quand l'avocat aura écrit son assignation contre moi, je prendrai le verre, et me mettant ainsi au soleil de loin, je fondrai toute son écriture.*

Cela ne prouve encore rien pour les verres lenticulaires et les lunettes; du reste, les sphères servant à brûler devaient être approchées de très-près, et pourquoi Strepsiade se met-il de loin? aussi il faut voir, dans cette farce, le résultat de l'imagination d'un poëte dont on ne peut tirer auçun argument solide.

Sénèque, liv. II, chap. LXXXIII, indique aussi l'emploi des globes de verre remplis d'eau, servant à grossir les objets. Cicéron, Cornélius Nepos, Suétone, disent que lorsque la vue perdait de sa force, on se faisait faire la lecture par des serviteurs. Comme moyen curatif, les anciens ne se servaient que de collyres, et lorsqu'ils leur manquaient, ils étaient presque dans les ténèbres, par rapport aux petits objets. On parle bien dans les histoires des miroirs ardents d'Archimède qui brûlèrent les vaisseaux de Marcellus à une grande distance des murs de Syracuse, mais si le fait est vrai, ce qui semble par trop invraisemblable, il n'est pas dit qu'il fit ce prodige avec des verres lenticulaires. Du reste, les anciens devaient avoir quelque connaissance de la catoptrique; il paraît même qu'Archimède avait écrit un livre sur ce sujet, mais jamais il n'a paru. — Il n'est pas douteux que les anciens connaissaient la manière de grossir les petits objets, car les Grecs n'auraient pas pu graver des pierres fines telles que celles qui nous sont parvenues, mais c'était toujours avec la sphère, et non avec le verre lenticulaire; du reste, parmi les antiquités recueillies, jamais on n'a trouvé la moindre trace de lunettes ou de verres s'y rapportant; de même dans les sculptures et les peintures, on ne trouve rien qui soit relatif à ce sujet.

Les expressions *faber ocularius* ne prouvent rien, car elles désignent tout simplement un fabricant d'yeux, et l'on sait que les statues antiques en possédaient en verre ou en pierres fines.

Mon père, dans le *Manuel des myopes et presbytes*, raconte que le médecin Rigordus, chapelain de Philippe II, écrit dans la vie de ce roi, qu'en 1215 il fut tué d'un coup de couteau qui l'atteignit à la tête à travers l'ouverture du casque. *Occiditur, etc., cultello recepto in capite per ocularium galeæ.* « Il périt d'un coup de poignard qui atteignit la tête à travers la visière du casque. »

Dante écrivait en 1300 :

E si come visiere di cristallo [1].

[1] Comme des visières de cristal.

Mais cela ne doit pas se rapporter aux lunettes, car elles venaient d'être découvertes, et étaient peu connues.

Passons maintenant à une époque plus rapprochée, alors nous pourrons trouver des preuves irrécusables.

En 1303, Gui de Chauliac, dans sa *Grande Chirurgie* ajoute, après l'indication d'un spécifique : « Si cela ne suffit pas, il faudra recourir aux lunettes. »

En 1305, Bernard Gordonius, célèbre médecin, écrit dans son *Lilium medecinæ* des lignes qui signifient, en parlant d'un collyre qu'il avait composé : Il est si efficace qu'il met le vieillard à même de lire de petits caractères sans lunettes.

Il paraît qu'au début on les attachait au bonnet par un crochet. Dans un discours sur la mort, écrit par Jérôme Savonarole (1490), on trouve à ce sujet la phrase suivante : « Mais comme les lunettes tombaient il devint nécessaire de mettre la barrette, ou quelque crochet pour les fixer et les empêcher de tomber.

A Pavie, il paraîtrait que l'on conservait la barrette et les lunettes de Saint Bernardin de Senis qui vivait en 1440. Ce n'est qu'à la fin du xv^e^ siècle que l'on fixa les lunettes sur le nez comme cela se fait aujourd'hui. La preuve de ce perfectionnement se trouve dans un manuscrit du couvent Saint-Marc à Florence, écrit à cette époque et orné d'une miniature représentant un frère avec des lunettes fixées sur le nez.

Le premier auteur qui se soit occupé de recueillir les faits relatifs à l'histoire des lunettes est le savant François Redi, dans son IVe volume (1724).

D'après lui, il existait au couvent de Sainte-Catherine de Pise une chronique latine, contenant le récit de la mort du frère Spina (1313); on y remarquait une phrase dont la traduction signifie : « Frère Alexandre de Spina, homme bon et modeste, avait le talent de reproduire tous les travaux qu'il voyait ou qu'on lui décrivait. Il fit des lunettes dont l'inventeur ne voulait pas enseigner la fabrication, et communiqua de bon cœur ses procédés. »

Il paraît qu'il vit par hasard une paire de lunettes entre les mains d'une personne qui refusa de lui donner des explications; mais il avait vu, et il ne lui en fallait pas davantage pour arriver au but de ses désirs.

Donc, ce n'est pas Spina l'inventeur, pas plus que Roger Bacon ; car à l'égard des moyens de lire les petits caractères, il proposa seulement l'emploi des segments sphériques placés près des objets.

En 1299, dans un traité de conduite écrit par Sandro di Popozo di Sandro, on lit aussi : *Je suis tellement accablé par l'âge, que je ne puis lire ni écrire sans des verres nommés lunettes, nouvellement découverts au profit des pauvres vieillards dont la vue s'affaiblit.*

François Redi, dans une lettre adressée par lui à Paolo Falconieri, ajoute : « De plus, écrit-il, dans le discours de frère Giordano de Rivalto, d'après le texte manuscrit de Philippe Pandolfini, rapporté dans le Dictionnaire de l'Académie della Crusca, il est dit clairement au mot *occhiale :* Il n'y a pas encore vingt ans qu'on a découvert l'art de faire des lunettes. » Et cela était écrit en 1305. Giordano mourut en 1311, il habitait près d'Armati, et il a dit dans ses ouvrages : *J'ai vu celui qui les découvrit et les fabriqua le premier et je m'entretins avec lui.*

Comme preuve évidente, on peut lire dans la *Florence illustrée* de Leopoldo del Migliore, antiquaire florentin, le passage suivant : « Mais il est un autre souvenir d'autant plus précieux que, par son moyen, nous parvenons à savoir que le premier inventeur des lunettes fut un gentilhomme florentin, le seigneur Salvino Armato, petit-fils d'Armati, de noble origine, qui laissa le nom de séjour des Armati, encore en usage aujourd'hui, à la petite ruelle située derrière le Centaure... et l'on peut voir l'effigie de ce personnage, étendue, en habit civil, sur une grande dalle, avec l'inscription suivante :

QUI DIACE
SALVINO D'ARMATO DEGLI ARMATI
DI FIRENZE
INVENTOR DEGLI OCCHIALI
DIO GLI PERDONIE A PECCATA
ANNO D.MCCCXVII

Ci-gît Salvino Armato d'Armati, de Florence, inventeur des lunettes. Dieu lui pardonne ses péchés. Année 1317.

Ainsi donc, gloire à Salvino, le bienfaiteur de l'humanité, l'inventeur des lunettes !

Mon père avait toujours eu l'idée de faire rechercher le tombeau d'Armato. Enfin, il y a quelques années, il pria M. Tito Puliti, savant florentin, de faire des recherches à ce sujet. Quelque temps après, il reçut une épreuve photographique d'après laquelle mon père fit faire la gravure placée en tête de ce volume. L'ancien tombeau a été détruit ; mais, à la même place, il a été refait non pas du même genre, mais qu'importe ! après trois siècles, on peut encore voir, sur un point de la terre, un petit monument élevé à un homme qui devrait avoir sa statue dans l'univers entier.

C'est donc à mon père, Charles Chevalier, et à

l'obligeance du savant Tito Puliti, que l'on doit la reproduction fidèle du tombeau d'Armato. On est si heureux de rendre hommage aux grands génies !

Les premiers bons verres de lunettes furent faits par des amateurs et par des moines. Peu de temps après des fabricants spéciaux s'en occupèrent et prirent le titre de lunetiers. A Mildebourg, en 1590, il existait deux artistes lunetiers, Jean Lapprey et Zacharie Jansen, celui qui inventa le microscope composé. Cependant il faut dire que c'est à Venise, dans les environs de Murano, que l'on fabriqua les meilleurs verres. Du reste, les Vénitiens ont, de prime abord, excellé dans tout ce qui se rattachait à la verroterie.

Parmi les gens célèbres qui fabriquèrent des verres de lunettes, on peut citer le célèbre Spinosa, né à Amsterdam et mort le 23 février 1677. Spinosa vécut longtemps à La Haye, chez de pauvres gens. Il avait appris, pour *gagner son pain, à faire des verres de lunettes, et il excellait dans ce genre de travail.*

Il était aussi très-habile pour faire à la plume des portraits de fantaisie, qu'il vendait pour vivre ; du reste, Spinoza était d'une économie sans pareille, et il ne dépensait pas plus de cinq à six sous par jour. Son honnêteté mérite d'être remarquée. Un de ses amis[1] lui légua en mourant une fortune immense. Spinoza la refusa, et restitua la somme à des parents éloignés de son ami. —On a voulu faire passer Spinosa comme athée, mais c'est une grave erreur, car Spinosa était un vrai croyant.

M. Emile Saisset, dans sa traduction des œuvres de Spinoza[2], nous donne les détails suivants sur sa vie et sa personne :

« Transportons-nous sur le Pavilioengragt, à la Haye, et entrons dans la maison de Van der Spyck où habite Spinoza. Que fait-il, sans famille sans culte, sans appui extérieur, dans cette cellule prise sur l'étroite demeure des pauvres gens? Il passe le temps, dit son hôte, à étudier et *à travailler ses verres*. En effet, Spinoza, chassé de sa synagogue, exilé de sa patrie, pauvre et décidé à ne dépendre de personne, avait appris un art mécanique, en quoi, du reste, il demeurait fidèle aux traditions de sa religion et de sa famille. L'art qu'il choisit fut celui de faire des verres pour des lunettes d'approche[3]. Il était bon opticien, dit quelque part Leibnitz, se taisant discrètement sur le reste.

[1] Simon de Vriès.

[2] Charpentier, 1861.

[3] Et pour les lunettes qui servent à lire, A. C.

« Mais Spinoza n'avait pas besoin d'être si habile pour gagner sa vie. C'est une chose incroyable, s'écrie le bon Colerus[1], combien Spinoza était sobre et bon ménager. On voit, par différents petits comptes trouvés dans ses papiers, qu'il a vécu un jour entier d'une soupe au lait accommodée avec du beurre, ce qui lui revenait à trois sous, et d'un pot de bière d'un sou et demi. C'est tout ce qu'il fallait pour soutenir le corps languissant et chétif où habitait cette pensée puissante. Colerus décrit Spinoza très-faible de corps, malsain et attaqué de phthisie depuis sa jeunesse. C'était un homme de moyenne taille ; il avait les traits du visage bien proportionnés, la peau un peu noire, les cheveux frisés et noirs, les sourcils longs et de même couleur, de sorte qu'à sa mine on le reconnaissait aisément pour être descendu des juifs portugais. Pour ce qui est de ses habits, il en prenait fort peu de soin, disant qu'il est contre le bon sens de mettre une enveloppe précieuse à des choses de néant ou de peu de valeur.

« Le 23 février 1677, un dimanche, les hôtes de Spinoza étaient allés à l'église faire leurs dévotions. Au sortir du sermon, ils apprirent avec surprise que Spinoza venait d'expirer. Il n'avait pas

[1] Ministre de l'église luthérienne, contemporain de Spinoza.

quarante-cinq ans ; quoique tombé en langueur depuis quelques mois, rien ne faisait présumer une mort si prompte. Tout prouve qu'il mourut en paix comme il avait vécu. »

Salvino Armato inventa d'abord les lunettes à verres convexes; il est probable que les verres concaves furent inventés presque à la même époque, mais il n'existe aucune trace de cette application. Sans doute un myope essayant des verres convexes, et voyant qu'il y voyait encore moins bien, eut l'idée d'essayer les verres contraires. Du reste, les recherches historiques à ce sujet seraient de peu d'importance.

Il paraît que la bienfaisante invention de Salvino se répandit dans le monde avec la rapidité de l'éclair; en France, elle devint d'un usage général. Le poëte Eustache des Champs les cite comme d'un usage commun, et il ajoute : on en portait dans la rue.

Il parait aussi que le bon roi Henri était presbyte et qu'il s'accommodait fort bien des lunettes; car, lorsque le président Jeannin, ambassadeur à la Haye, lui écrivit, le 8 janvier 1609, qu'il lui présenterait l'ouvrier qui venait d'inventer les lunettes d'approche, et qui devait être Zacharie Jansen, Henri IV lui répondit : « J'aurai plaisir de voir les lunettes dont votre lettre fait mention, encore *que j'aie à présent plus grand besoin de celles qui aident à voir de près que de loin.* »

La réunion du verre concave et du verre convexe, placés à distance dans un tube, devait produire le premier télescope, l'idée première en revient à Zacharie Jansen, mais ce fut Galilée qui compléta l'œuvre, en faisant des instruments parfaits.

Suivant M. de Nelli qui a écrit une histoire de Galilée (Florence 1820), il paraît que cet homme illustre passait les vacances à Venise. En juin 1609, il apprit que Jansen avait présenté au comte Maurice de Nassau un appareil qui faisait voir les objets éloignés comme s'ils étaient voisins. On ne lui en dit pas davantage. Il revient de suite à Padoue, il médite, et au bout de vingt-quatre heures, il fait une lunette d'approche médiocre d'abord, mais supérieure à celle du Hollandais. (Il paraît qu'il se servit d'un tuyau d'orgue pour fabriquer sa première lunette).

Le bruit du succès de Galilée parvint bientôt à Venise, où il fut appelé le 23 août 1609 ; il présenta au doge sa première lunette, l'accompagna d'un Mémoire sur sa théorie et ses applications. Le surlendemain, il sortit du Sénat un décret qui nommait, dans les termes les plus honorables, Galilée professeur à vie avec un traitement annuel de 400 ducats. On le retint à Venise plus d'un mois pour montrer sa lunette à toute la République, métier qu'il déclare avoir été très-fatigant.

Bien que cette anecdote sorte un peu de notre sujet, nous l'avons transcrite, car il nous a semblé qu'elle pourrait faire plaisir à nos lecteurs.

Passons maintenant à l'histoire des verres colorés, dont l'usage est si précieux pour les vues que la lumière fatigue, et dans une foule d'affections de l'organe visuel.

Il n'y a pas bien longtemps que l'on croyait que la teinte verte était la meilleure pour atténuer les lumières vives. Réveillé Parise, dans son *Hygiène oculaire* (1816), la cite comme la plus parfaite : « La couleur verte, dit-il, est donc celle qui l'emporte sur les autres, sans contredit. Qui ne sait que ce rayon, qui occupe le milieu de l'échelle optique, est le plus doux et le plus agréable de tous ? La couleur verte est la couleur favorite de la nature ; elle l'a tellement prodiguée et variée dans son inépuisable fécondité, qu'on ne trouve pas deux plantes dont le vert soit parfaitement identique, etc. » Beer, médecin oculiste, dans un livre qu'il publia en 1802, indique aussi la teinte verte, bleue ou jaune, mais il remarque

que toutes ces teintes sont mauvaises ; car elles changent la teinte des objets, l'observation de Beer est donc fort judicieuse.

En 1746, on portait des verres de toutes couleurs. Cela devait être ma foi singulier, de voir passer les gens avec des lunettes de teintes si différentes. En effet, il y en avait avec des verres des couleurs suivantes : *vert céladon*, *vert de pré*, *vert de mer*, *bleu clair*, *gros bleu*, *jaune*, *violet*, *couleur de vin*, *rose*. Toutes ces couleurs se trouvent notées dans un excellent ouvrage sur les lunettes, publié en 1746, par Thomin, maître et marchand miroitier-lunetier, au *Miroir ardent*, entre la fontaine Saint-Benoît et le collége du Plessis, rue Saint-Jacques à Paris. Thomin publia aussi un très-bon traité d'optique. Nous aurons plusieurs fois l'occasion de parler de cet artiste dans le cours de cet ouvrage, car ses conseils sur l'usage et le choix des lunettes sont tout à fait justes et propres à éclairer les esprits. En ce temps-là, on portait aussi des *demi-masques* à deux verres, pour aller en campagne et se garantir les yeux du froid, du vent et de la poussière en courant la poste. Thomin était sans doute contemporain du père de mon grand-père; car, en 1765, sur le quai de l'Horloge, non loin des deux tours qui existent aujourd'hui, on voyait une petite boutique avec l'enseigne de :

Louis-Vincent Chevalier, maître et marchand miroitier, lunetier, bimbelotier. A cette époque, tous les miroirs étaient faits par des opticiens, et certes ils étaient meilleurs qu'aujourd'hui, les glaces des carrosses rentraient ainsi dans la spécialité.

En 1765, le nom de Chevalier apparaissait pour la première fois sur le quai de l'Horloge ; de là date la fondation de la maison que je dirige aujourd'hui, continuée par Jacques-Vincent Chevalier (fils de Louis-Vincent) jusqu'en 1841, époque de sa mort, où elle fut réunie à celle que mon père, Charles Chevalier, fonda en 1830 au Palais-Royal. Aujourd'hui que les titres sont changés, l'opticien miroitier, bimbelotier, est devenu tout simplement opticien ou ingénieur-opticien; nous expliquerons plus loin l'origine de ce titre.

Revenons aux verres colorés, et spécifions que l'application des premiers verres à teinte neutre, c'est-à-dire de ceux qui atténuent les vives clartés sans changer la couleur des objets, résulte des recherches de l'abbé Rochon, Vincent Chevalier et Charles Chevalier (1816).

Voici, du reste, comment ce service fut rendu à l'humanité :

L'abbé Rochon ayant un ami dont la vue était

d'une faiblesse extrême, vint consulter Vincent Chevalier qui pensa que des verres colorés lui seraient favorables ; mais n'ayant point trouvé dans les verres verts, communément employés, un résultat satisfaisant, Vincent Chevalier, assisté de son fils Charles Chevalier, chercha dans un grand nombre de morceaux ; enfin l'on s'arrêta à un fragment de verre dont la teinte était *bleu noir ;* mais, par malheur, il n'existait que ce fragment, et il était impossible de s'en servir pour faire les verres nécessaires. M. l'abbé Rochon pria alors M. le marquis d'Etampes de faire fabriquer du verre conforme à l'échantillon à la manufacture des glaces, ce qui, étant fait, remplit parfaitement le but. Dès cette époque, ces verres furent répandus dans le commerce et rendus d'un usage général.

En 1817, Vincent Chevalier perfectionna encore ces verres et adopta définitivement la teinte *noir-gris*, c'est-à-dire la seule vraiment bonne ; on appelle aussi cette couleur *teinte fumée de Londres*, le certificat suivant fera voir qu'il n'y a rien d'anglais dans cette utile application :

« Je soussigné, propriétaire de la manufacture d'émaux, maire de la commune de Sèvres, certifie que dans le courant d'août 1817, sur la demande de M. Chevalier (Vincent), et par l'entremise de

M. Delaunay, j'ai fait une teinte de cristal *noir gris* pour lunettes, que M. Chevalier a mis le premier en usage.

Fait à Sèvres, le 23 septembre 1823.

*Signé :* LAMBERT.

A propos des verres colorés et des lunettes, mon père (*Manuel des myopes et des presbytes*) cite un passage d'un ouvrage de J. F. Davis, ancien président de la Compagnie des Indes en Chine, et qui nous donne quelques détails sur l'usage des lunettes chez les Chinois. Voici ces détails dont on appréciera l'intérêt :

« Ce peuple ignore complétement les lois de la réflexion et de la réfraction, cependant il se sert de cristaux convexes et concaves pour aider la vue. Les Chinois n'emploient à cet usage que le cristal de roche.

« On serait tenté de croire qu'ils tiennent des missionnaires la connaissance de cet instrument; toutefois, cette opinion tombe d'elle-même lorsqu'on voit la grandeur, la forme singulière de leurs lunettes et la manière curieuse dont ils les ajustent; elles sont maintenues par des cordons de soie passés derrière les oreilles et terminés par des glands fixés à leurs extrémités. *Pour diminuer l'éclat des rayons lumineux, ils se servent d'un minéral nommé tcha-chi ou pierre à thé, à cause de la ressemblance qui existe entre sa couleur et celle d'une faible infusion de thé noir*[1]. »

Terminons maintenant ces notes historiques par l'origine du titre d'ingénieur-opticien. A ce propos, j'extrairai du *Manuel des myopes et des presbytes* (1841), ce que mon père a écrit sur ce sujet :

« Le nombre des fabricants ne tarda pas à augmenter proportionnellement au débit de l'instrument, mais la qualité des verres ne pouvait que perdre à cette progression et l'étranger eut longtemps le privilége de nous fournir de bonnes lentilles, tant pour les besicles que pour les autres instruments d'optique, lorsqu'en 1784 Cassini obtint de Louis XVI la restauration de l'observatoire de Paris et l'ordre de faire construire par des artistes français de nouveaux et grands instruments d'astronomie.

« Bientôt un corps *d'ingénieurs-opticiens et constructeurs d'instruments de mathématiques* fut créé *par lettres patentes*. L'Académie des sciences fut chargée des examens et de la nomination de ces ingénieurs. De là datent nos premiers efforts pour

[1] Nous pensons que le *tcha-chi* n'est autre chose que du *quartz enfumé* (cristal de roche).

rivaliser avec les artistes de la Grande-Bretagne[1]. »

L'influence de cette nouvelle organisation ne tarda pas à se faire sentir, des *ingénieurs* vinrent siéger parmi les membres de l'Institut et du bureau des longitudes ; néanmoins *ces ordonnances ne furent pas maintenues; les moindres fabricants et même les marchands qui ne fabriquaient rien, usurpèrent le titre d'ingénieur-opticien, et sans doute si les colporteurs ne s'en parèrent pas également, ce ne fut que faute d'enseigne. Aujourd'hui tout le monde peut être ingénieur-opticien, et la routine ne permet pas qu'on retranche cette qualification*. Nous faisons des vœux ardents pour qu'une nouvelle organisation vienne rendre aux constructeurs habiles la considération que leur avait donnée l'ancienne ordonnance et *pour que des épreuves spéciales leur permettent seules de prendre justement le titre d'ingénieur-opticien*.

Les hommes qui consacrent leurs veilles à l'étude des sciences ont reconnu depuis longtemps l'importance de notre art et ont cherché à récompenser nos efforts par l'autorité de leurs suffrages transmis au monde savant. En Angleterre, Dollond, Ramsden furent dignement rémunérés par

[1] C. Dupin, Rapport du jury central sur les produits de l'industrie française en 1834.

leurs concitoyens pour les progrès qu'il firent dans l'art de construire des instruments d'optique et de précision. La manufacture de Munich, fondée par Reichenbach et Frauenhofer, fut placée sous le patronage immédiat du gouvernement qui lui accorda de larges subventions. En France, l'institution du corps des ingénieurs en instruments pour les sciences, la nomination de plusieurs de ses membres à l'Institut et au bureau des longitudes, les rapports rédigés par l'élite de la science, les décorations et les médailles d'or accordées aux lauréats, indiquent assez le prix que l'on attache à cette branche de l'industrie nationale. Cependant, il faut l'avouer, c'est dans notre pays, si jaloux d'obtenir la prééminence en toutes choses, que les fabricants doivent s'imposer les plus grands sacrifices, car il n'existe point en France d'établissement analogue à ceux de Munich, de Vienne, etc., et un constructeur habile est parfois arrêté dans ses travaux par un obstacle qui a souvent entravé la marche des plus grands génies. Les membres du jury, dans leur rapport sur les produits admis à l'exposition de 1839, ont parfaitement caractérisé notre position par cette phrase remarquable : — *C'est une industrie pleine de dévouement que celle de nos grands opticiens.*

Malgré les vœux formés par mon père, le titre

d'ingénieur-opticien est toujours à la merci de chacun, il reviendrait pourtant de tout droit à ceux qui ont fait leurs preuves. *Un examen devrait être subi et un diplôme délivré.* A défaut de ces deux choses, ce titre n'est pas déplacé à côté du nom de ceux qui ont reçu des médailles d'or dans nos expositions, de ceux qui fabriquent dans leurs ateliers des produits justement appréciés. Mais que peut penser le monde du titre d'ingénieur-opticien placé sur les maisons qui ne fabriquent rien, dont le nom ne figure jamais dans nos expositions, et dont l'absence de travaux est évidente? C'est encore au public à être juge de tout cela, en attendant qu'une sage organisation vienne confirmer ce que M. le docteur Magne a si bien dit dans son *Étude sur les maladies des yeux : Nul ne devrait être admis à porter le titre d'ingénieur-opticien qu'après avoir subi un examen théorique et pratique sur les diverses branches auxquelles se rattache l'optique.*

# III

## PETIT TRAITÉ D'OPTIQUE THÉORIQUE
### A L'USAGE DES GENS DU MONDE

PRINCIPES INDISPENSABLES A CONNAITRE POUR L'ÉTUDE DE LA VISION.

Il serait impossible de comprendre le mécanisme de la vision, l'effet des verres de lunettes, sans prendre la peine de se familiariser avec les notions les plus élémentaires de l'optique. A ce propos, lecteur, ne vous effrayez pas, tout ce que je vais vous expliquer est facile à comprendre en même temps que fort intéressant.

La lumière est un fluide qu'on ne peut saisir, qui, sous forme de rayons, éclaire les corps et nous permet de les contempler par l'intermédiaire de nos yeux.

La lumière nous vient du soleil en 8 minutes 13 secondes. Elle parcourt ainsi 77,000 lieues par seconde.

La lumière se meut en ligne droite, si elle n'est pas déviée de sa route, en rencontrant divers corps; ainsi elle peut être *réfléchie* en tombant sur un miroir; elle peut être *réfractée* en passant dans un milieu tel que l'eau, le verre, etc.

Tout le monde sait que la lumière est décomposable; en effet, l'immortel Newton la sépara en sept rayons des couleurs suivantes :

Rouge, orangé, jaune, vert, bleu, indigo, violet.

En recevant la lumière sur un prisme, on obtient sa décomposition; c'est aussi la lumière décomposée qui nous fournit le magique spectacle de l'arc-en-ciel. Voici le ravissant tableau de la décomposition des couleurs tracé par Dellile dans les trois règnes, et reproduit par Aimé Martin :

Enfin des sept couleurs la brillante famille
Prête à chaque rayon l'éclat dont elle brille.
Du mélange divers des diverses couleurs
Naît l'éclat des métaux, le coloris des fleurs;
L'or flottant des moissons et le vert des feuillages,
Et le changeant émail qui peint les coquillages,
La pourpre des raisins, l'azur foncé des mers
Et l'éclat varié de la voûte des airs.
Eh! qui ne connaît pas les dons de la lumière!
Sans elle tout languit dans la nature entière;
Les végétaux flétris regrettent ses faveurs,
La fleur est sans éclat et les fruits sans saveurs.
Ainsi, loin du soleil, dans nos celliers captive,

Pâlit la chicorée et se blanchit l'endive.
Ainsi, vers cette zone où le ciel plus vermeil
Épanche en fleuve d'or les rayons du soleil,
De ses plus riches dons la lumière suivie
Prodigue les couleurs, les parfums et la vie ;
L'onctueux aromate y verse ses ruisseaux ;
De plus vives couleurs y parent les oiseaux ;
Les fleurs ont plus d'éclat, la superbe nature
Revêt pompeusement sa plus riche parure,
Tandis que, déployant son lugubre coup d'œil,
Le Nord décoloré languit dans un long deuil.

Un corps est dit rouge parce qu'il réfléchit cette couleur et absorbe les autres, cela nous amène à savoir pourquoi les objets possèdent telle ou telle nuance, l'arrangement des molécules est la cause de ce fait. L'air est bleu parce qu'il réfléchit le bleu et absorbe les autres couleurs. Un corps est blanc parce qu'il réfléchit tous les rayons, il est noir parce qu'il les absorbe tous.

Quel plus joli spectacle que celui de l'arc-en-ciel, chaque goutte d'eau répandue dans l'atmosphère est un vrai prisme, et lorsque le soleil vient frapper les vapeurs répandues dans l'air, alors la brillante auréole vient se montrer. C'est ce charmant phénomène qui inspira Aimé Martin dans les vers suivants :

Je ne veux point parler d'Iris,
Jeune et brillante messagère,

Qui descendait du paradis
Et venait chez les favoris
De la déesse de Cythère,
Ainsi que le divin Homère
L'assure en ses divins écrits.
Ami de la fable riante,
J'ai vu la déesse aux yeux bleus,
A la taille fine, élégante,
Entr'ouvrir la porte des cieux,
Et prenant sa course charmante
Sur un arc-en-ciel radieux,
Livrer son écharpe flottante
Au gré du zéphyr amoureux.
Mais, bannissant la poésie,
Dans le siècle de la folie,
Nous sommes grands par la raison ;
Au lieu d'une nymphe jolie,
Courant aux bords de l'horizon,
On voit aujourd'hui le génie
Du grand, du sublime Newton.

La lumière décomposée peut être ensuite facilement recomposée en étant reçue sur un verre bombé ou lentille qui a la propriété de réunir les rayons et de les rassembler en un point. Ainsi donc, si l'on reçoit sur une lentille bombée, la lumière décomposée par un prisme, on obtient sur un écran une tache blanche. En faisant tourner rapidement devant ses yeux un disque portant les sept couleurs, on ne voit plus qu'un disque blanc, par la vitesse les impressions se confondent, et le blanc resulte du mélange rapide des couleurs.

Comme nous l'avons dit, la lumière se compose de *rayons* auxquels on donne le nom de *pinceau* lorsqu'ils sont assemblés, et de *faisceau* pour indiquer la réunion de plusieurs pinceaux.

Tout corps lumineux lance une multitude de rayons qui divergent en forme de cônes dont les bases s'appuient sur l'œil et les sommets sur les points lumineux, c'est ainsi que la lumière se propage d'une bougie fig. 1.

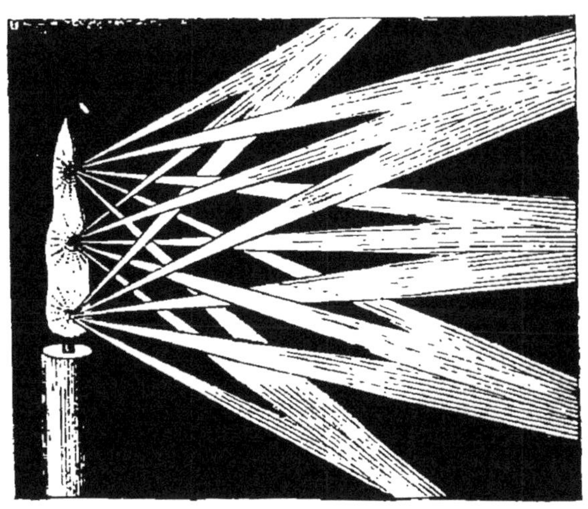

Fig. 1.

Ainsi que nous l'avons dit, la lumière peut être réfléchie; par exemple, si elle rencontre un miroir B (fig. 2) ou une surface réfléchissante quel-

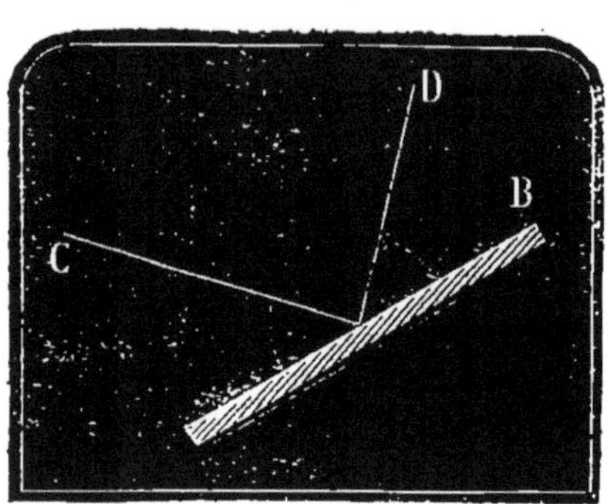


Fig. 2.

conque, le rayon de lumière D qui s'y présente sera renvoyé ou réfléchi en C, et l'angle DB, son *angle d'incidence*, sera égal à l'*angle* C *ou de* ***réflexion.***

On considère trois sortes de rayons : les rayons parallèles, qui marchent toujours dans le même sens sans se joindre, fig. 3;

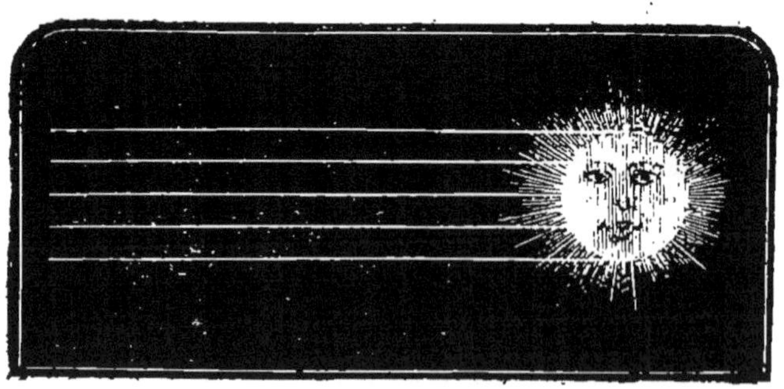

Fig. 3.

Les rayons divergents qui s'écartent du point A d'où ils sont partis, fig. 4;

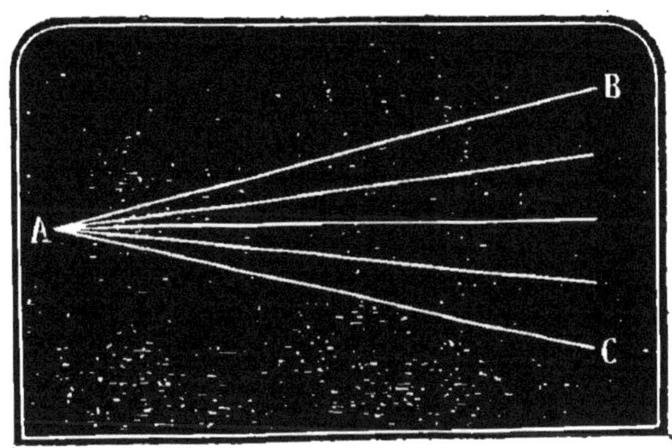


Fig. 4.

Enfin, les rayons convergents qui se dirigent tous sur un point B, fig. 5.

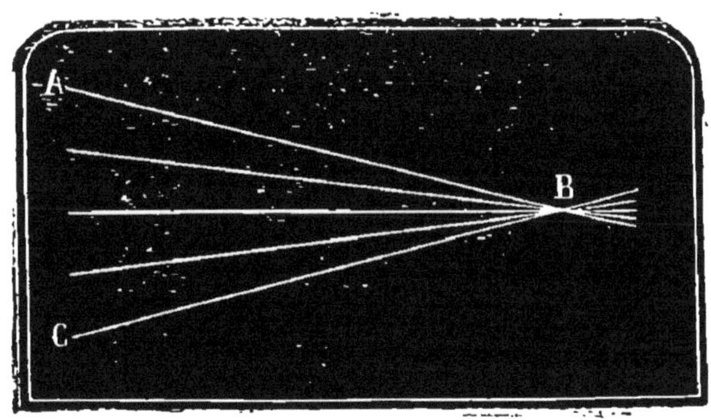


Fig. 5.

Outre la réflexion de la lumière, il nous faut aussi examiner la *réfraction*, car ses lois sont celles qui nous seront le plus utiles.

Lorsqu'un rayon de lumière passe d'un milieu moins dense dans un autre plus dense, par exemple, de l'air dans le verre, ce rayon est réfracté. Ainsi le rayon C (fig. 6), rencontrant un morceau

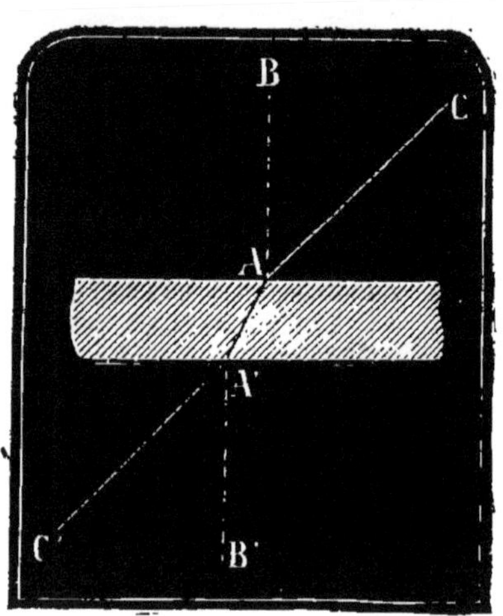


Fig. 6.

de verre V, est brisé et se rapproche de la perpendiculaire B élevée au point de contact ou point d'immersion. Le rayon C' passant du verre dans l'air, s'éloignera alors de la perpendiculaire B'. Tel est le phénomène qui constitue la réfraction.

C'est ce phénomène qui nous fait paraître brisé un bâton plongé dans l'eau, et qui nous trompe sur la place des corps qui y sont placés, etc.

Voyons maintenant la forme des verres employés en optique. On distingue trois sortes de verres : le *verre plan*, qui laisse voir les objets sous leur véritable forme et dimension, puis le *verre bombé ou convexe* qui grossit les objets, puis enfin le *verre creux ou concave* qui les rapetisse.

En combinant ces trois formes de verres, on obtient six formes principales de lentilles, dont trois à bords tranchants et convergentes et trois à bords épais et divergentes.

La fig. 7 réprésente les formes de ces lentilles.

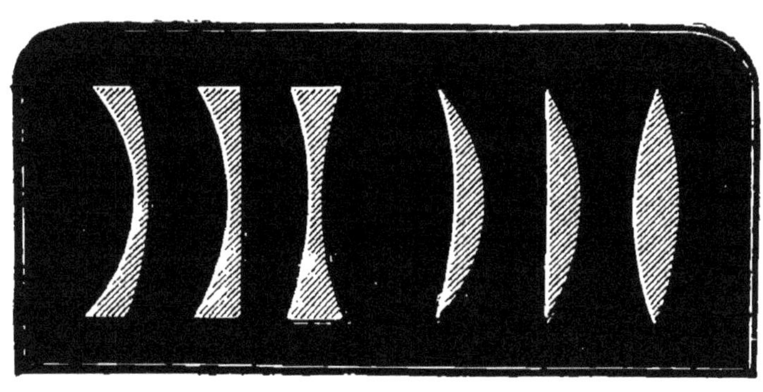

Fig. 7.

Parlons des effets des lentilles, et commençons par indiquer que l'axe principal d'une lentille est la ligne qui passe par les centres de courbure des deux surfaces, l'axe secondaire est celui qui, passant par le centre optique de la lentille, ne passe pas par les centres de courbure.

Le *foyer principal* d'une lentille convexe est le

point de réunion des rayons parallèles tombés à sa surface. Ainsi le rayon R'C (fig. 8), qui passe par

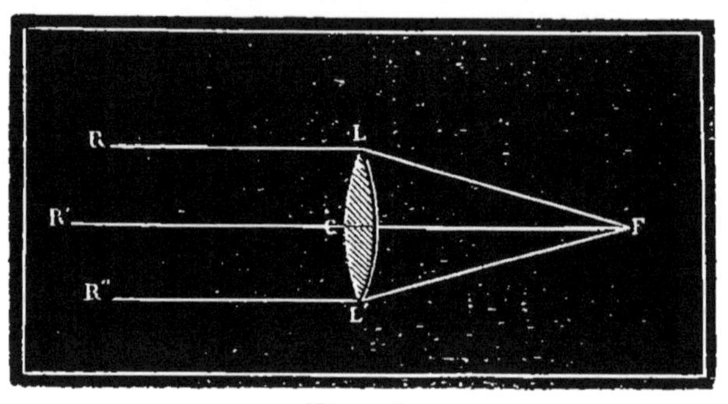


Fig. 8.

le centre de la lentille LL' continue son chemin, mais les rayons RL, R'' L' sont réfractés et s'entre-croisent en un point F situé sur le prolongement de l'axe R'F. Le point F est le foyer principal. Si les rayons reçus sur la lentille sont divergents, au lieu d'être parallèles, on aura alors un *foyer conjugué*. Voici l'explication de ce fait :

Les rayons RL, RL' (figure 9) divergeant du

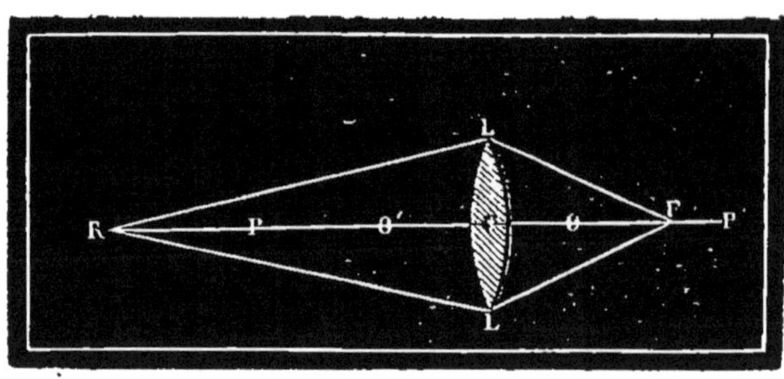


Fig. 9.

point R, rencontrent la surface de la lentille LL′, dont le *foyer principal* est en O ; réfractés par le verre, ils convergent vers le point F, où ils s'entre-croisent en formant une image du point R.

Si l'on rapproche de la lentille le point rayonnant R, le foyer F s'éloignera, et réciproquement, mais ces déplacements s'effectuent suivant certaines règles.

Supposons que le point R soit transporté en P placé deux fois aussi loin de C que O′, le foyer F se portera en P′, à une distance CP′ égale à CP. Mais si R se trouvait en O′, les rayons réfractés deviendraient parallèles, et il ne se formerait pas d'image ; enfin, si R était placé entre O′ et C, les rayons divergeraient après la réfraction. On aurait alors le foyer virtuel. On peut considérer indifféremment comme foyer le point F ou le point R ; or, si le point rayonnant est en F, son image se formera en R comme elle se forme en F lorsqu'il est en R ; c'est à cette coïncidence que l'on donne le nom de *foyers conjugués*.

Il est important de se familiariser avec cette théorie fort simple, car elle est la clef des effets produits par les instruments d'optique ; mais on comprend déjà que plus nous rapprocherons l'objet de O ou de O′, suivant le côté de la lentille exposé à la lumière, plus les rayons réfractés tendront à devenir parallèles, et, par conséquent, plus le foyer sera éloigné du verre.

En parlant des lentilles convexes, nous avons dit qu'elles avaient la propriété de réunir les rayons parallèles en un point nommé foyer principal, mais nous ajouterons ici que cette réunion n'a lieu que pour les rayons très-voisins de l'axe; quant aux autres, ils se réunissent à une petite distance en avant du foyer, et plus la lentille est convergente, plus ce phénomène se fait sentir. Les images alors n'ont de netteté que vers le centre. On désigne sous le nom d'*aberration de sphéricité* ce désavantage des lentilles convexes, inconvénient que l'on tempère à l'aide de *diaphragmes*; c'est un des plus grands écueils que l'on rencontre dans la construction des instruments d'optique.

Ajoutons aussi quelques mots sur la *coloration des images*, afin de donner une idée complète des phénomènes relatifs aux lentilles. Toute lentille convexe, en réfractant la lumière, la décompose à la manière des prismes; ce phénomène se nomme *dispersion*.

Ainsi soit LL (figure 10), une lentille biconvexe

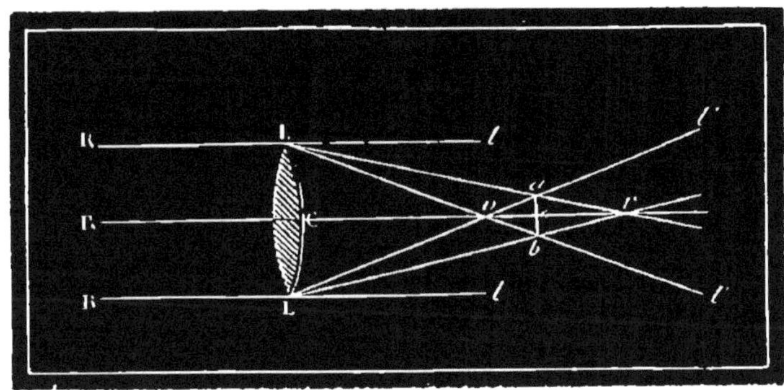

Fig. 10.

RL, RL, des rayons de lumière blanche, parallèles, composés de sept rayons colorés ayant chacun une réfraction différente, et ne pouvant donc être réfractés vers un seul et même point : les rayons rouges seront refractés en *r*, les rayons violets en *v*; la distance *v r* constitue l'aberration chromatique, et le cercle, dont le diamètre est *a b*, placé au point de la réfraction moyenne, porte le nom de *cercle de moindre aberration*. Si l'on réfracte les rayons solaires au moyen de la lentille et qu'on reçoive l'image sur un écran placé entre *c* et *o*, de manière à couper le cône L *a b* L, le cercle lumineux formé sur le papier sera limité par un bord rouge, parce qu'il sera produit par une section du cône L *a b* L dont les rayons extérieurs L *a*, L *b* sont rouges; si l'on porte l'écran au delà de $o$, le cercle lumineux sera bordé de violet, parce qu'il sera une section du cône $l'\ a\ b\ l'$, dont les rayons extérieurs sont violets. Pour éviter l'influence de l'aberration de sphéricité et rendre le phénomène de la coloration plus évident, on applique un disque opaque sur la partie centrale de la lentille, de manière à ne laisser passer les rayons que par le bord du verre. On voit donc qu'avec la lentille convexe simple nous aurons une image violette du soleil en $v$, rouge en $r$, et, enfin, des images de toutes les couleurs du spectre, dans l'espace intermédiaire ; par conséquent, l'image générale sera non-seulement confuse, mais revêtue de couleurs irisées.

On est parvenu à détruire les couleurs produites par les lentilles. C'est le savant Euler qui résolut le problème; puis enfin Hall, savant anglais, l'appliqua aux lunettes ; il fut suivi de près par Dollond. En France, les meilleures grandes lunettes ont été faites par MM. Cauchoix et N. Lerebours, savants opticiens. Mon père, Charles Chevalier, fit, en 1823, les premières lentilles achromatiques pour les microscopes et construisit de nouvelles lunettes, ou télescopes à verres combinés d'un achromatisme rigoureux.

On obtient l'achromatisme en combinant ensemble, suivant certaines règles, deux sortes de verres, le *crown glass* et le *flint glass*. Tout verre achromatique est donc formé de deux verres qui peuvent être ou non réunis ou collés ensemble (fig 11). L'explication de l'achromatisme est facile

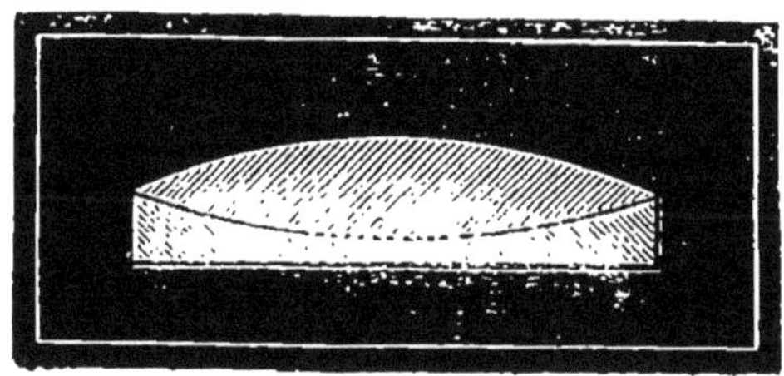

Fig. 11.

à concevoir. Nous prendrons ici deux prismes pour expliquer ce fait curieux.

Soit un prisme C en crown et un prisme F en flint (fig. 12), tous deux d'un pouvoir dispersif

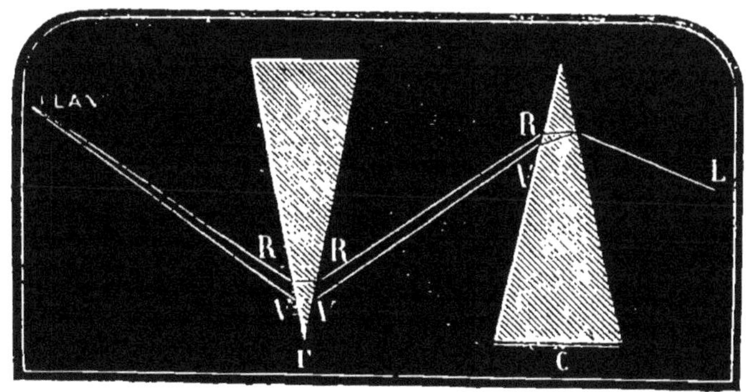


Fig. 12.

égal, mais d'un angle inégal, puisque le flint est

plus dispersif que le crown. Soit un rayon de lumière L, tombant sur le prisme C, il en sortira décomposé en sept couleurs; prenons seulement le rayon rouge R et le rayon violet V, qui, rencontrant le prisme en flint F, seront refractés et iront en un point former une tache blanche.

Les prismes étant placés en sens inverse, on comprend que la dispersion sera compensée. Toutefois, l'achromatisme des rayons a lieu suivant le rapport des angles des prismes. Ainsi on ne peut achromatiser que deux rayons; il faudrait sept verres pour obtenir un achromatisme parfait; mais on se contente, dans les lentilles, d'en achromatiser deux.

Voyons maintenant la théorie de la formation des images dans les lentilles en commençant par l'expérience de Porta, qui consiste à observer l'image faite par un trou percé à un volet d'une chambre rendue obscure.

Supposons qu'un homme soit placé à une certaine distance de l'ouverture, et que, du côté opposé, l'on présente un écran, l'image de l'homme viendra s'y peindre, mais dans une situation renversée, et cela se conçoit sans peine, car en admettant, pour simplifier, que l'ouverture du volet soit située sur une ligne qui vienne aboutir au milieu du corps de l'homme, il est clair que les rayons lumineux partis des pieds se dirigeront de bas en haut pour se glisser par l'ouverture, et, suivant toujours la même direction, iront faire leur impression à la partie supérieure de l'écran, tandis que les rayons de la tête s'élanceront de haut en bas, et, après s'être entre-croisés avec ceux de l'extrémité opposée, peindront l'image des différentes parties de la tête, à la partie inférieure de l'écran, et ainsi de suite pour toutes les parties intermédiaires du corps. Les rayons partant de droite et de gauche suivront une marche analogue.

Lorsqu'on agrandit l'ouverture, elle donne passage à un plus grand nombre de rayons, et, par suite, les images de plusieurs points de l'objet, ne se formant pas toutes au même foyer, ne se dessinent plus nettement. Si l'homme fait quelques pas vers l'ouverture, il sous-tendra un plus grand angle, et, conséquemment, les rayons seront plus obliques, se rapprocheront davantage de la verticale : donc, l'image sera plus grande; au contraire, lorsqu'il s'éloigne, l'angle est plus petit ainsi que l'image.

Suivons l'expérience de Porta, et plaçons une lentille convexe à l'ouverture du volet; nous aurons la chambre obscure que tout le monde connaît aujourd'hui. Soit LL (figure 13), une lentille

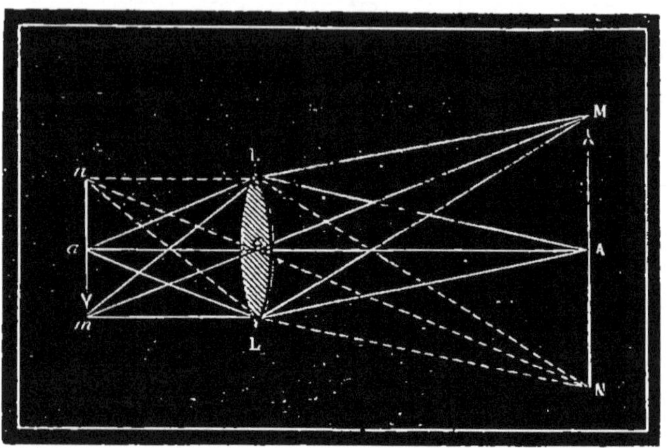


Fig. 13.

biconvexe, et MN, un objet éclairé dont tous les points envoient des rayons divergents qui s'entrecroisent en tous sens; prenons, pour simplifier, trois rayons partant du centre, trois du sommet, et trois, enfin, de la partie inférieure ; ces rayons viendront frapper la lentille qui les réfractera vers les points *n*, *a*, *m*, où se montrera l'image *nm*, de l'objet NM. Cette figure explique parfaitement l'inversion de l'image ; on y reconnaît aussi fort bien la relation qui existe entre la distance de l'objet et la grandeur de l'image. En effet, *mn*, est à MN, comme la distance *c a*, est à la distance *c* A.

Terminons ce chapitre en disant que dans les

lentilles concaves (fig. 14) les rayons A A', tombant

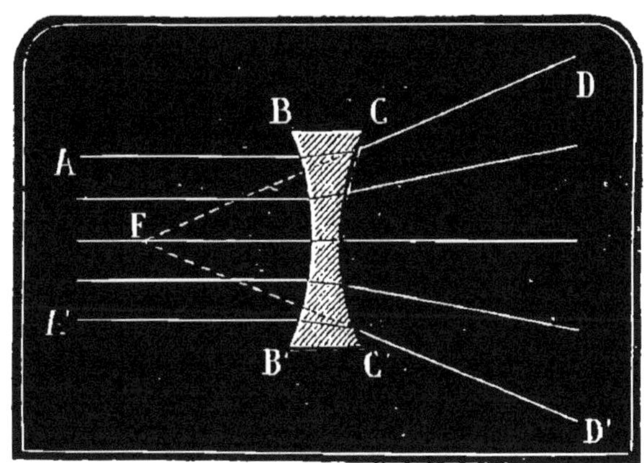


Fig. 14.

sur l'une des surfaces, seront rendus divergents DD' et tendront à s'éloigner de plus en plus. En prolongeant les rayons réfractés, on en obtiendra la réunion en un point F qui sera le *foyer virtuel*.

Du reste, pour de plus amples détails, nous renvoyons nos lecteurs aux traités spéciaux, et particulièrement à l'excellent *Traité de Physique*, par M. D. Puille (d'Amiens) [1].

[1] *Leçons normales de physique*, par P. PUILLE, d'Amiens. Chez Fourreau, libraire, 47, rue Saint-André-des-Arts, à Paris.

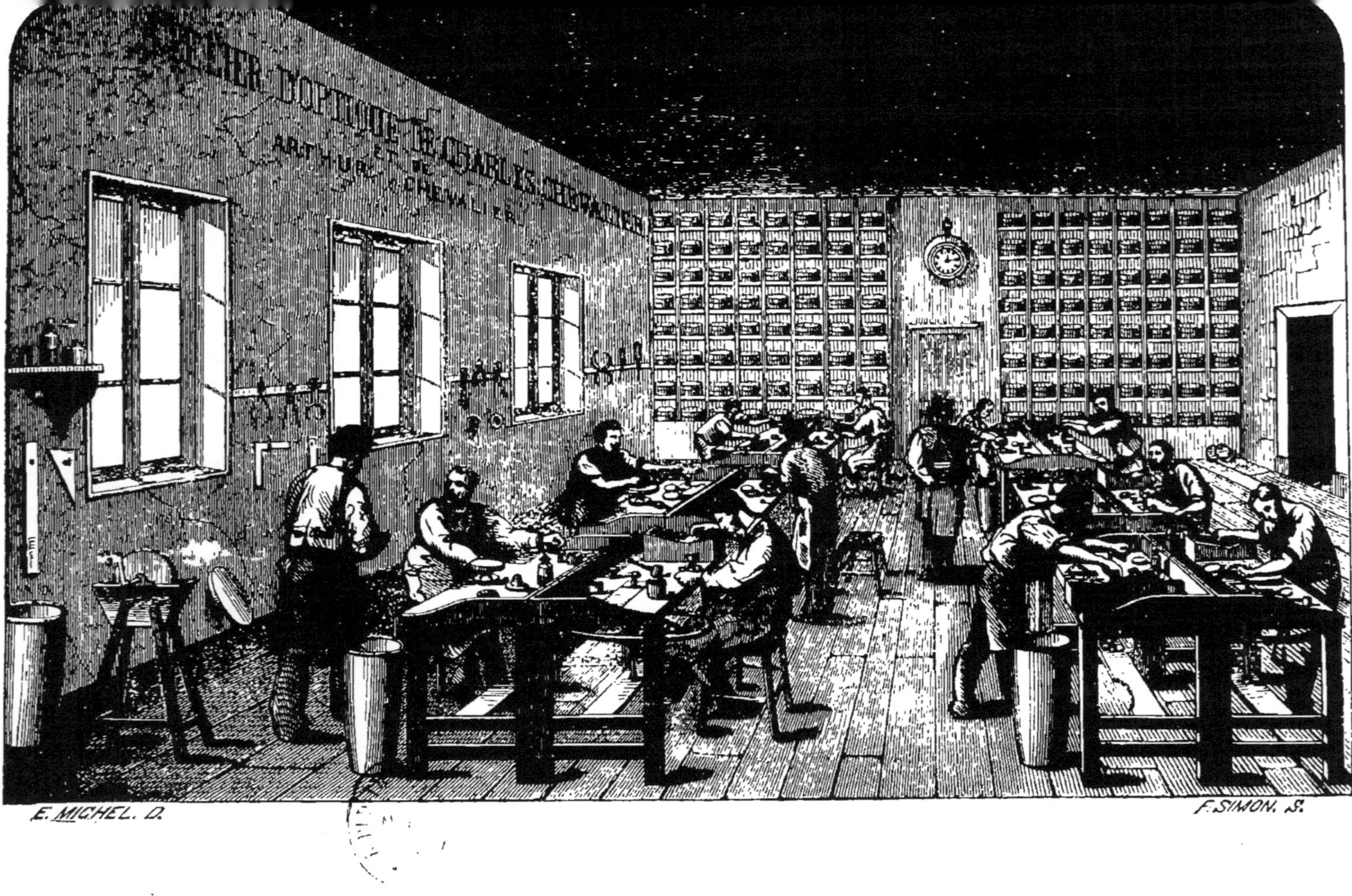


E. MICHEL. D. F. SIMON. S.

# IV

## L'OPTIQUE PRATIQUE

### LE TRAVAIL DU VERRE

Les personnes qui se trouvent à Paris peuvent facilement, dans nos ateliers[1] ou dans ceux des bons constructeurs, se rendre compte par elles-mêmes des moyens à l'aide desquels on arrive à donner aux verres de lunettes et autres ces courbures si régulières et ce poli si vif; mais bien des personnes éloignées des grands centres, et celles qui ont peu de loisirs, nous sauront gré, j'espère, de leur expliquer toutes les métamorphoses que subit le verre avant de pouvoir s'adapter aux lunettes ou besicles et aux différents instruments d'optique.

Bien que nous ne nous occupions ici que des verres de lunettes, en expliquant leur fabrication, nous ferons comprendre celle des différents verres, ce qui sera d'autant plus facile qu'il y a la plus grande analogie entre l'un et l'autre procédé.

[1] Cour des Fontaines, 1 *bis*, Palais-Royal; visibles de trois à six heures.

Avant d'entamer notre sujet, avertissons le lecteur que l'optique pratique est fort intéressante, ce qui explique la surprise et l'admiration des personnes qui visitent un atelier d'optique, et qui sont toujours fort étonnées de voir les procédés à l'aide desquels on produit soit de petites lentilles imperceptibles (celles pour les microscopes) ou des verres dont les dimensions varient de 6 à 30 centimètres (verres pour les télescopes, les jumelles de théâtre, la photographie, etc.).

Nous avons réservé deux chapitres relatifs aux diverses sortes de verres employées en optique, et pour les verres de lunettes, et aux meilleures formes à leur donner ; nous ne nous occuperons donc ici que de la taille et du travail des verres.

Parlons d'abord du choix du verre. Avant d'être travaillé, le verre est *choisi*, chaque morceau est regardé à la loupe ; si l'on y découvre des *bulles* (fig. 15)

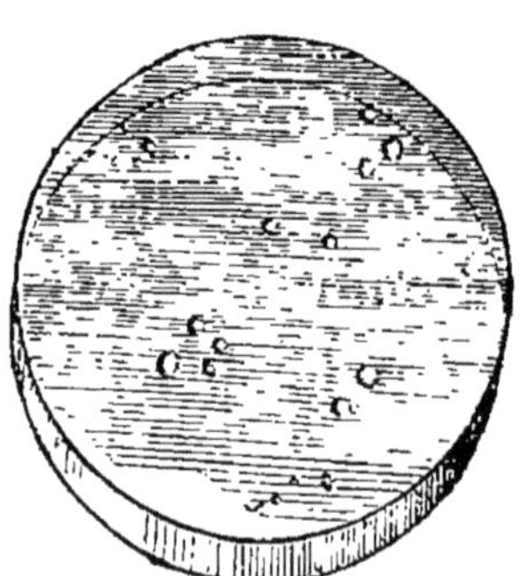

Fig. 15.

et *stries* (fig. 16), chez les fabricants consciencieux,

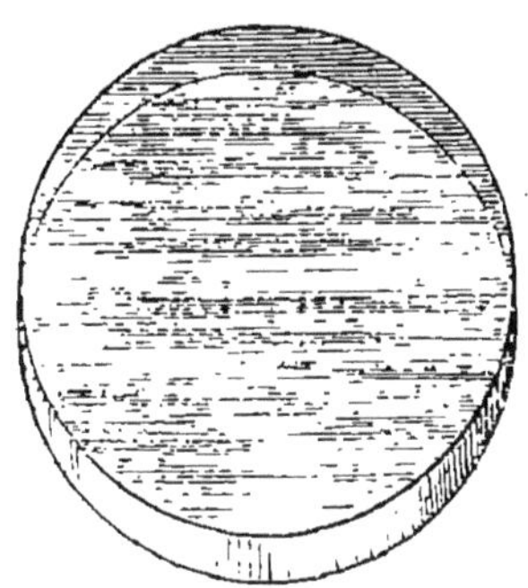

Fig. 16.

il est rejeté. Les bulles d'air que l'on ne peut éviter dans la fabrication des grands verres doivent ne pas exister dans les petits, et en particulier dans les verres pour lunettes. Cependant une petite bulle serait encore moins nuisible que les *stries* ou *fils* qui proviennent d'un mauvais mélange des matières vitrifiables entre elles. Ces défauts donnent aux verres différents pouvoirs réfringents, et il est facile de comprendre les fâcheux effets de verres produits avec une substance non homogène.

Si la substance première est mal faite, on peut aussi y découvrir des défauts ayant l'apparence de flocons de neige, et appelés pour cette raison des *neiges*. On peut aussi y voir des particules terreuses, métalliques, des taches de diverses formes, etc.

Une autre qualité que doit présenter le verre, c'est qu'il doit être dur et non décomposable à l'air. Lorsqu'il remplit les conditions que je viens d'énoncer, l'opticien le juge bon à être soumis au travail.

Les verres destinés aux télescopes, aux grands instruments, viennent de verreries spéciales sous forme de *disques* de différents diamètres et d'épaisseur variées; sur les côtés des disques on fait des *facettes polies*, ce qui permet d'examiner la qualité des verres.

Pour les petits verres on emploie aussi de petits disques, mais souvent on fait *scier* les disques en tranches, que l'on découpe alors en morceaux appropriés. Ayant un morceau de verre d'une épaisseur trop grande pour l'objet auquel il est destiné, il arrive souvent qu'on enlève à la pince sur une des surfaces et par écailles, une bonne quantité de verre, afin d'abréger le travail; cela se nomme *fioner*, en terme de métier.

Le verre employé en optique est tantôt du crown-glass ou du flint-glass; nous verrons plus loin la composition de ces sortes de verres. Le cristal de roche se travaille comme les verres déjà nommés.

Pour les verres de lunettes, on emploie le crown-glass et le cristal de roche; le crown est le verre par excellence, surtout s'il est pur et fabriqué spécialement pour l'optique. *C'est avec le beau crown que l'on fait les meilleurs verres de lunettes*, et avec le verre à vitres, dit *verre double*, que l'on fabrique ceux ordinaires.

Que l'on se serve d'un disque épais, d'une plaque de verre, etc., il faut donner une courbure au verre pour le transformer en lentille optique.

La courbure s'obtient en usant le verre avec de l'émeri mouillé sur des calottes ou dans des bassins en cuivre. L'outil représenté fig. 17, se nomme

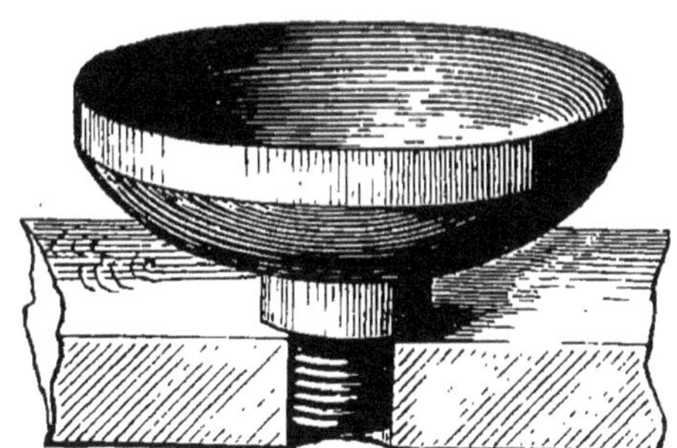

Fig. 17.

*le bassin*, celui fig. 18, *la balle*. On comprendra de

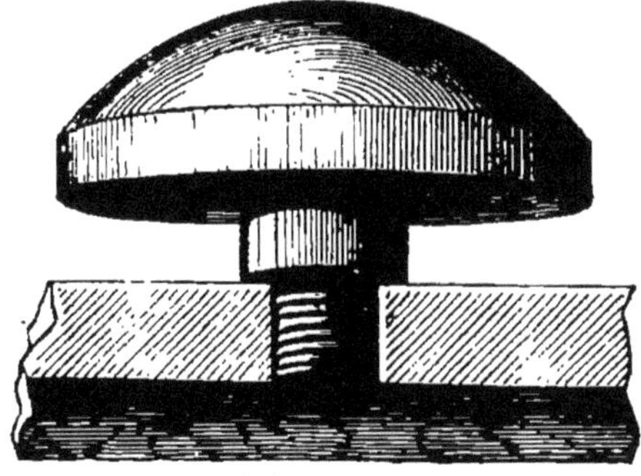

Fig. 18.

suite que le bassin sert à faire les verres bombés ou convexes, et la balle les verres creux ou concaves.

Chaque outil représente un rayon de courbure. Pour faire l'outil on fait d'abord un *calibre* en traçant sur une planche de cuivre une courbure d'un rayon donné. On découpe ensuite et on obtient deux calibres, l'un concave, l'autre convexe, qui servent à fabriquer le bassin ou la balle. Dans les ateliers d'optique on a trois ou quatre cents paires d'outils, ayant des courbures depuis vingt pieds jusqu'à 1/5 de ligne. Les outils sont généralement numérotés en pouces et lignes; dans quelques ateliers, on les marque en centimètres et millimètres. C'est à l'aide des mathématiques que l'on détermine les courbures qui conviennent aux verres, suivant l'usage auquel on les destine.

L'outil muni d'une tige à vis, se fixe *sur le tour de l'opticien*, soit dans un écrou fixe, soit sur un arbre mobile qui peut se mouvoir circulairement.

Le travail à l'outil fixe, fig. 19, se pratique pour les verres d'un certain diamètre. Pour les petits verres, on les travaille sur le tour (fig. 20). Comme le représente la fig. 19, le tour d'opticien se compose d'une table solide que l'on construit ordinairement en noyer. Sur la gauche de la table se trouve un arbre vertical, maintenu dans des collets et ter-

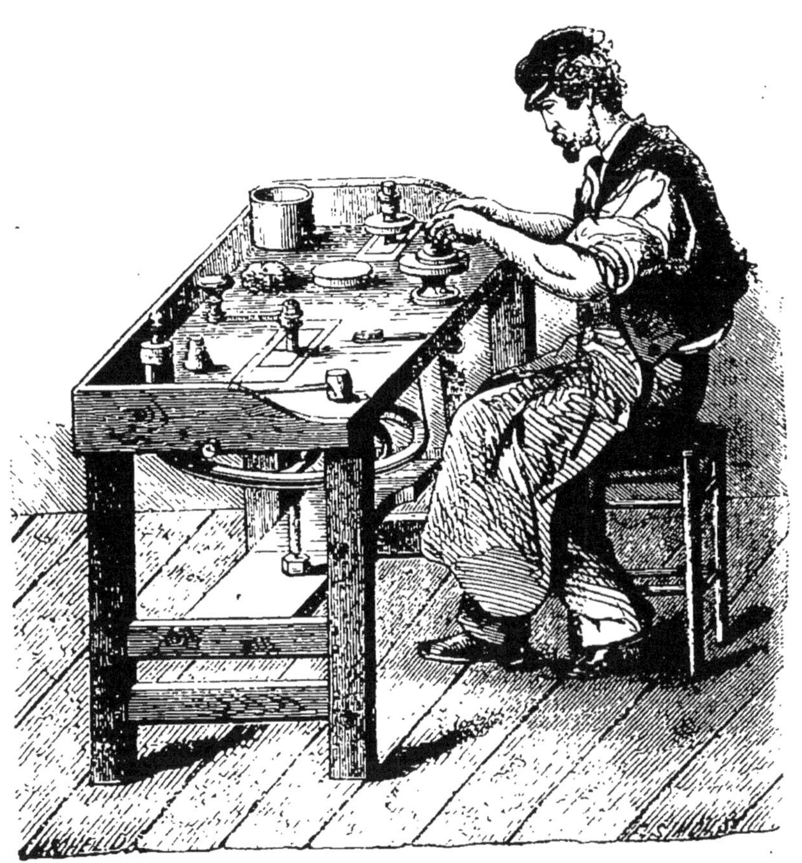

Fig. 19.

miné par une pointe qui pivote dans une pièce placée *ad hoc*. A cet arbre se trouve fixé un volant, et à son extrémité supérieure une pièce en fer placée horizontalement reçoit une poignée en bois.

Sur la droite du tour se trouve un arbre semblable au précédent et muni d'une poulie. Le volant et la poulie sont réunis par une corde en cuir. L'arbre à poulie reçoit l'outil. En faisant mouvoir l'arbre de gauche sur son pivot, on obtient nécessairement un mouvement circulaire qui entraine l'outil. Si la main, maintenue par un support, présente le verre à la surface de l'outil, qui lui-même a reçu un corps usant (émeri), on se rend compte des effets qui se produisent.

Nous avons dit que l'émeri était le corps usant employé pour travailler les verres. On sait que l'émeri est du corindon granulaire ferrifère, ou en d'autres termes, de l'alumine à l'état de corindon, mêlée d'oxyde de fer. C'est un corps d'une ténacité excessive; après le diamant, c'est un des corps les plus durs.

Les propriétés de l'émeri ont été connues depuis bien longtemps; on l'exploitait à Naxos, et il était porté comme lest par les vaisseaux qui le transportaient à Venise et à Jersey.

On trouve de l'émeri en France, en Chine, au

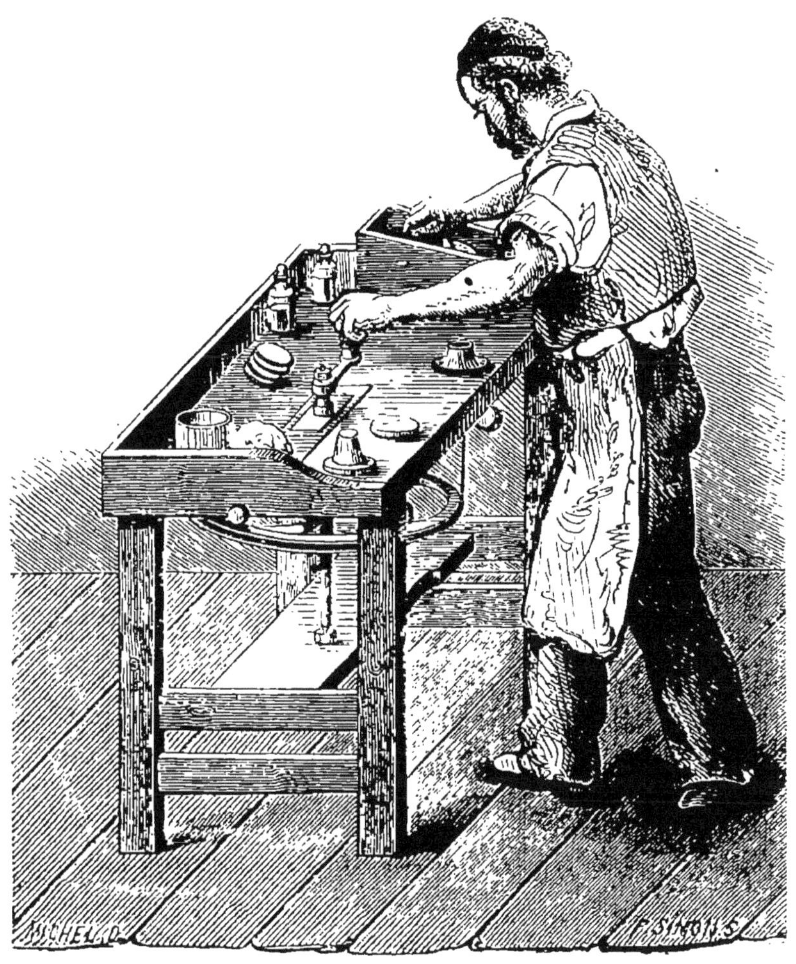

Fig. 20.

Thibet, en Suède, en Suisse, à Schwartzenberg, en Saxe, etc.

L'opticien se sert de l'émeri à différents degrés de finesse; on obtient ces divers états en le lavant. On met de l'émeri dans de grands baquets munis de robinets, on ajoute de l'eau, on remue le mélange, on cesse d'agiter, puis on reçoit le liquide à l'aide d'un robinet, on laisse déposer et on obtient un émeri d'un degré de finesse en rapport avec le temps qui s'est passé avant de laisser écouler le liquide. Nécessairement, plus il se sera écoulé de temps, plus l'émeri sera fin et *vice versa*.

On se sert généralement en optique de l'émeri 1/2 minute ou *gros*, de l'émeri 1, 2, 5, 10, 30 et 60 minutes. Ces derniers sont excessivement fins et servent à *doucir* les verres comme nous l'expliquons plus loin.

Abordons la question du travail, mais disons auparavant que la première opération que l'on fait subir aux verres consiste à leur donner une courbure grossière, se rapprochant de celle qu'ils doivent avoir, et cela en les usant sur une balle ou dans un bassin en fonte de fer avec du grès tamisé et mouillé. Le verre ainsi ébauché est dit *dégrossi*. L'opération du dégrossissage se fait en dehors de l'atelier, car son voisinage peut être pernicieux pour le travail des verres.

Le verre dégrossi, et qui n'a pas la courbure désirée, est passé dans un outil en fer d'une courbure se rapprochant de celle qu'il doit avoir. Cette opération se fait sur le tour, et on emploie pour cela les émeris 1 et 2. Le verre est alors *apprêté*.

On se sert maintenant de l'outil précis en cuivre, et on y passe le verre avec l'émeri 5.

Pour employer l'émeri, il suffit d'en mettre une petite quantité sur l'outil, de jeter quelques gouttes d'eau, puis d'étaler à l'aide du verre, on frotte ensuite circulairement et régulièrement. L'effet obtenu, on lave le verre et l'outil à l'aide d'une éponge imbibée d'eau, et on passe à d'autres opérations.

Le verre apprêté est fixé sur un petit manche en liége nommé *molette*. La molette est fixée au verre à l'aide de mastic de poix et de cendre ramolli par la chaleur. De cette façon on le tient aisément pour lui faire subir les dernières opérations, qui sont les plus délicates.

Dans le courant des opérations ci-dessus désignées, on a eu soin de centrer le verre, c'est-à-dire qu'à l'aide de certains moyens on a fait en sorte que le centre de chaque courbe corresponde à l'axe principal. A l'aide du compas on a aussi conservé l'égalité d'épaisseur. Pour les verres très-précis on emploie même à cet effet des machines à niveau d'une construction tout à fait mathématique.

Le verre tenu à l'aide de sa molette est passé circulairement sur l'outil, avec l'émeri n° 10. Cela fini, on procède au *douci*, c'est-à-dire à l'application du dernier émeri, soit celui 30 ou 60. L'outil étant *réuni*, c'est-à-dire la balle et le bassin étant rodés l'un sur l'autre pour éviter les déformations, on prend l'outil utile et on y met une très-petite quantité d'émeri ; on ajoute quelques gouttes d'eau, puis on étale à l'aide d'un morceau de glace ordinaire mis à la courbure de l'outil. Ce morceau de verre reçoit le nom de *verre d'épreuve*, car il permet d'apprécier si le moindre corps étranger existe dans le mélange, ce qui s'aperçoit aisément par le contact. L'émeri étant étalé, on dépose le verre sur l'outil, on frotte circulairement ; au bout de quelque temps le mélange devient pâteux, sec, et on a de la peine à mouvoir le verre, on arrête alors, on lave le verre, on passe une éponge humide à la circonférence de l'outil, on mouille légèrement l'émeri, on repasse le verre comme ci-dessus, le verre est alors *douci* et *raffiné*. Afin d'enlever l'émeri et le métal de l'outil qui se sont attachés au verre, on y passe une petite quantité d'eau acidulée par l'acide sulfurique, on sait alors le résultat de son labeur. On observe la surface à la loupe, et si l'on découvre la moindre *raie*, la moindre *filandre*, il faut tout recommencer.

L'opération du douci est excessivement délicate; le moindre grain de poussière forme une raie et tout le travail se trouve perdu; il faut souvent repasser le verre avec l'émeri n°10. Le verre douci, et regardé en faisant réfléchir à sa surface les objets environnants, présente une douceur de grain telle, que la surface semble *presque polie*. La dernière opération, celle du polissage, va donner au verre le poli vif dont tout le monde connaît l'éclat.

Nous allons examiner comment se pratique cette opération.

L'outil étant parfaitement nettoyé, on y colle, à l'aide d'empois, un morceau de papier mince; cela fait, on prend une éponge propre que l'on passe sur le papier afin de l'amincir, pour qu'il ne diffère que fort peu de la courbure de l'outil; on laisse ensuite sécher le papier. Ceci terminé, il faut *poncer* le papier, c'est-à-dire y passer de la ponce fine que l'on étale à l'aide d'un morceau de ponce pour enlever les grains et préparer le papier *désencollé* à recevoir le tripoli qui sert à polir. Le papier est observé à la loupe; les moindres grains en sont détachés, puis le papier est parfaitement brossé et recouvert de tripoli très-fin, étalé avec un morceau de papier spécial à cet effet.

Le verre douci est alors mis en contact avec le tripoli, puis le tour est mis en mouvement, et au bout de quelques heures, pour les petits verres, le verre est poli, on le détache de la molette, on le lave avec de l'alcool et on procède ainsi pour l'autre surface.

Si le verre doit être poli à l'outil fixe, on colle une bande de papier sur ce dernier, et on obtient le brillant par un mouvement de va-et-vient; cela s'appelle le *polissage à la bande*.

Pour les verres achromatiques et autres, on a souvent besoin d'unir les verres sur les bords; on obtient cela à l'aide d'instruments spéciaux nommés *barrettes*. Dans les verres achromatiques, le crown-glass et le flint-glass se collent ensemble à chaud, au moyen d'une résine transparente qui est le baume du Canada, sorte de térébenthine pour ainsi dire incolore et d'une limpidité parfaite, extraite de l'*abies balsamea*.

Suivant l'usage auquel on les destine, les verres peuvent être polis avec du rouge anglais très-fin (peroxyde de fer), du tripoli; on peut aussi terminer le poli à l'aide de la potée d'étain (oxyde d'étain), lavée et pulvérisée; on obtient ainsi un poli plus vif.

Les très-petits verres se polissent sur des polissoirs en poix collée sur l'outil, et à l'aide de potée d'étain mouillée; mais pour les grands verres ce moyen est mauvais, car la poix fléchit et les courbures se déforment.

Certaines substances se polissent sur de la soie et avec de la potée d'étain, tel par exemple le spath d'Islande.

Le mode de travail que nous venons d'indiquer s'applique à toutes les sortes de verres, car nous n'avons parlé que des verres convexes et concaves; il va sans dire que les verres plans se travaillent de même sur des *plans en cuivre*, les verres colorés se travaillent nécessairement de même.

En général, les *bons verres se font séparément*, et avec les précautions que je viens d'indiquer; relativement aux verres de lunettes, spécifions qu'ils doivent être faits avec du *crown-glass pur*, qu'ils doivent être *bien centrés*, *égaux d'épaisseur, travaillés un à un, polis au papier mince, au tripoli et à la potée d'étain*.

Le crown-glass pur, employé dans la construction des instruments d'optique de précision, est un verre fait spécialement pour cet usage et d'une pureté complète, tandis que la *glace ordinaire* et le *verre à vitres* représentent du *crown-glass impur*.

C'est en crown-glass pur que nous fabriquons nos verres de lunettes, ainsi que nos objectifs de photographie, de jumelles, de longues-vues, etc.

Nous prenons également les meilleurs procédés pour nos lentilles de microscopes, nos prismes de chambre claire, etc.

Si l'on a bien suivi la fabrication des bons verres, on verra de suite la différence qui existe avec celle des verres ordinaires, que nous allons expliquer en peu de mots.

Les verres ordinaires se font en verre à vitres ou en glace commune (crown-glass ordinaire); ils sont aussi fabriqués *au bloc*, c'est-à-dire en masse. Pour les faire, on colle, à l'aide de mastic compacte, cinquante ou cent morceaux de verre sur le bassin ou sur la balle, puis on place par-dessus l'outil inverse, avant que le mastic ne soit refroidi; cela fait, on n'a plus qu'à saisir l'outil armé de verres, et à le frotter avec le corps usant dans l'outil opposé. Cette méthode est fort mauvaise, car tous les verres placés près de la circonférence *n'ont pas des courbures régulières,* et leur poli est ondulé. Tous les verres au bloc sont polis sur du drap épais enduit de rouge anglais, *la machine à vapeur fait mouvoir les outils*, et l'on produit ainsi cette masse de mauvais verres dont l'usage donne naissance à des amblyopies et à des maladies des yeux de toutes natures.

Ces verres sont les plus répandus; on en fabrique peut-être 200 à 300 douzaines de paires par jour, dans un rayon peu éloigné de Paris.

Ici on fait des verres au bloc manuel, et on ne travaille que 20 ou 30 verres à la fois ; en les triant et en choisissant les meilleurs, on peut encore avoir des verres assez bons, mais qui ne peuvent être comparés avec ceux travaillés isolément au papier, et faits avec du crown-glass pur, *car les verres travaillés isolément et en verre à vitres sont toujours défectueux en ce qui regarde la matière employée*, et ils sont analogues à ceux faits au bloc manuel et bien choisis.

Pour résumer, nous dirons que le travail des verres de lunettes au bloc, par la machine à vapeur, devrait être *défendu par la loi;* que ceux travaillés au bloc manuel et triés ne doivent être livrés qu'aux personnes qui ne veulent pas payer le prix modique affecté aux verres parfaits.

Si les mauvais verres de lunettes sont très-répandus, il va sans dire qu'il en est de même pour tous les instruments d'optique, dont les verres sont faits par des procédés analogues. C'est ce qui explique le bas prix de ces grossières imitations de jumelles de théâtre, de microscopes, longues-vues, etc., que l'on trouve à chaque pas. Notez que beaucoup de personnes, en achetant de tels objets, se figurent trouver des *occasions ma-*

*gnifiques*, tandis qu'elles payent fort cher un objet inutile et capable d'altérer les yeux.

En terminant ce chapitre, nous dirons quelques mots de l'ajustage des verres dans les montures. Si l'on suppose un verre parfait dont l'axe passe exactement par les centres de courbure, il est évident qu'en le plaçant dans la monture on doit le tailler également de façon à ne pas le *décentrer*, car un très-bon verre pourrait, par ce fait seul, devenir très-mauvais, l'axe se trouvant plus ou moins sur les côtés du verre, ce qui peut dévier l'axe visuel, et engendrer de la diplopie.

Les mauvais verres joignent encore à leurs défauts celui d'être mal ajustés, et on peut se figurer alors quelles sortes d'instruments on se place devant les yeux, et combien ils sont *conservateurs de la vue*.

Nos verres parfaits en crown glass pur sont polis un à un sur le tour. Si l'on voulait avoir encore une plus grande précision, il faudrait pour tous les numéros faibles et moyens les polir à LA BANDE. Ce serait alors la quintessence de la précision. On devrait aussi *ajuster les verres dans les montures lorsqu'ils sont préparés,* puis les ayant centrés, les finir et les polir. On comprendra alors qu'il serait impossible que les verres soient décentrés, puisqu'ils auraient été travaillés ayant été placés dans les montures avant d'être terminés. La moindre erreur ne serait plus à craindre ; de tels verres, il est vrai, coûteraient plus cher, mais que sont quelques francs en rapport avec la vue, avec l'organe le plus précieux que nous possédions? Nulle part je n'ai vu indiquer ces précautions, et certes elles représentent LA PRÉCISION MATHÉMATIQUE.

Si chacun voulait se persuader de l'*importance des bonnes lunettes*, l'humanité y gagnerait. Nous sommes déjà naturellement bien assez exposés à des maladies des yeux, sans y ajouter des moyens de les augmenter, et c'est là le rôle des *mauvais verres de lunettes*. Ce sera, certes, un pas immense fait vers la vérité, un bienfait accompli, lorsque tout le monde pourra être persuadé de ce que nous avançons; du reste, chacun peut résoudre la question *de visu*. Et qui ne croirait pas après avoir vu?

# V

## DES DIFFÉRENTES NATURES DE VERRE

### EMPLOYÉES EN OPTIQUE

## ET DU CRISTAL DE ROCHE

### EN PARTICULIER

Dans ce chapitre nous allons examiner la composition des différents verres que l'on emploie en optique, et qui sont :

Le flint-glass ou cristal;

Le crown-glass;

Le cristal de roche ou verre naturel.

Avant d'examiner ces diverses substances, nous croyons intéresser nos lecteurs en leur donnant un aperçu historique sur le verre.

L'origine du verre remonte aux temps les plus reculés : suivant Pline sa découverte serait due au hasard. Des marchands de soude de la Phénicie, ayant débarqué sur les bords du fleuve Bélus, se disposèrent à y préparer leurs aliments. Afin d'élever de terre le vase qu'ils destinaient à cet effet, ils eurent l'idée de le supporter par des blocs de soude, qui venant à fondre et à se combiner avec le sable répandu sur la terre formèrent du verre.

Ce récit est très-invraisemblable, ainsi que le fait remarquer M. Dumas dans son savant *Traité de chimie*, car il faut pour fondre le sable et la soude une température qui ne pouvait exister lors de l'opération des marchands phéniciens.

Cependant il est admis que les Phéniciens furent les premiers à connaître le verre. Dans la *Bible*, il n'est point question du verre; cependant on a dit que les verreries de l'Égypte ont précédé celles de Tyr et de Sidon.

Suivant Pline et Strabon, les verreries de Sidon et d'Alexandrie étaient fort remarquables et importantes : on y taillait, gravait et dorait le verre, il paraît même qu'on y faisait des verres colorés imitant les pierres précieuses. Les Romains s'occupèrent activement de cette industrie : à Herculanum, on a trouvé des vitres faites par des procédés analogues aux nôtres; à Pompéia, on trouva, en 1839, dans un sépulcre, un vase en verre de 30 centimètres de hauteur, orné de belles figures émaillées; on pense que ce vase remonte au règne de Trajan; un autre vase plus petit, et remontant à la même époque, a été adjugé 46,800 fr. dans une vente de la duchesse de Portland. Du reste, de tels objets n'ont pas de prix.

C'est sous le règne de Tibère que plusieurs verreries furent établies aux environs de Rome, ainsi que l'observe M. Peligot, dans ses savantes leçons sur l'art de la verrerie. Il paraît qu'à cette époque les objets en verre étaient payés fort cher; ainsi, au temps de Néron, on payait une somme équivalente à 1,200 fr. deux très-petites coupes en verre. A cette époque, le verre avait un mérite seulement artistique. Les objets fabriqués servaient à décorer les palais et les temples. Il n'est pas possible de préciser l'époque à laquelle le verre servit à l'usage général.

Il est aujourd'hui certain que ce fut du temps des croisades que les Européens prirent aux Phéniciens leurs moyens de fabriquer le verre. Cette industrie passa à Venise, puis plus tard fut établie en France par Colbert.

Le nombre des verreries établies à Venise devint tellement grand, au XIII^e siècle, qu'en 1291, les habitants se plaignirent, et que les verreries furent transportées dans l'île de Murano. On sait combien sont recherchés les anciens verres de Venise. Du reste leur réputation est bien méritée, car tout y est réuni : perfection de formes et travail parfait.

Ce fut seulement au XVI^e siècle que l'industrie verrière passa en France, en Angleterre et en Allemagne. Les verres de Bohême sont aujourd'hui très-estimés. Les Vénitiens, à leur tour, sont, de nos jours, placés au dernier rang de cette industrie qu'ils avaient rendue si florissante.

Le verre est un *véritable sel;* c'est un *silicate à base de potasse*, de *soude*, de *chaux*, d'*alumine*, dans lequel on mêle souvent les oxydes de fer, de plomb, etc. La silice peut être remplacée sans difficulté par l'acide borique, qui donne aussi de très-bons verres.

M. Dumas, dans son beau traité de chimie, a donné une classification remarquable des différentes sortes de verre; je la reproduirai ici, car elle donne de suite l'explication des différences qui existent dans la composition des verres.

1° *Verre soluble.* Silicate simple de potasse ou de soude, ou bien mélange de ces deux silicates.

2° *Verre de Bohême. Crown-glass.* Silicate de potasse et de chaux.

3° *Verre à vitres* ou objets analogues. Silicate de potasse ou de soude et de chaux.

4° *Verre à bouteilles*. Silicate de potasse et de soude, de chaux, d'alumine et de fer.

5° *Cristal ordinaire*. Silicate de potasse et de plomb.

6° *Flint-glass*. Silicate de potasse et de plomb, plus riche en plomb que le précédent.

7° *Strass*. Silicate de potasse et de plomb, encore plus riche en plomb que le précédent.

8° *Émail*. Silicate stannate et antimoniate de potasse, ou de soude, ou de plomb.

Comme on le voit, la silice ou acide silicique est la base des produits du verrier. Elle se trouve à l'état cristallisé (quartz ou cristal de roche), ou cristallin (grès, sable), ou en masses amorphes. Elle est insoluble dans l'eau; prise à l'état naissant, elle reste à l'état de dissolution dans le liquide.

Ainsi, l'eau de ces surprenants Geysers, curieusement visités par tous ceux qui voyagent en Islande, renferme de la silice. Beaucoup d'eaux minérales en renferment également. Les plantes en contiennent aussi de fortes proportions : ainsi les cendres de la canne à sucre en fournissent 68 pour 100; celles de la paille de froment, 67. Viennent ensuite la potasse, la soude, la chaux, les oxydes métalliques, et l'on a la série complète des substances destinées à fabriquer les différentes sortes de verre.

Les substances que je viens d'énumérer sont les plus employées; cependant MM. Maës et Clémandot, à Clichy, ont introduit l'acide borique dans la fabrication du verre, ainsi que l'oxyde de zinc. Ces produits, combinés avec la soude ou la potasse, fournissent des cristaux remarquables par leur éclat et leur limpidité. Dans nos ateliers, nous employons pour ainsi dire exclusivement les verres de M. Maës; c'est avec leur boro-silicate de potasse et de baryte (*crown-glass pur*) que nous faisons nos beaux verres de lunettes, et c'est avec le même produit, combiné avec le boro-silicate de zinc (*flint-glass pur*), que nous fabriquons les verres de nos jumelles, microscopes, lunettes d'approche, etc., etc. Le boro-silicate de zinc sert aussi à fabriquer la gobeleterie, et permet d'obtenir des produits avec lesquels rien ne peut rivaliser.

Nous n'examinerons pas ici le verre soluble, le verre à bouteilles, le verre de Bohême, le verre à vitres; nous parlerons seulement du flint-glass, du crown-glass et des verres qui s'y rapportent. Commençons par le flint-glass.

Les mots flint-glass signifient *caillou cristal*,

de sorte que cela n'indique nullement que cette sorte de verre contient du plomb. On ferait mieux de l'appeler silicate de potasse et de plomb, ou *verre de plomb*, car pour le plus grand nombre les mots flint-glass sont totalement incompris. L'origine du verre de plomb ou cristal est fort ancienne, car en 1787, Fougeroux de Bondaroy fit l'analyse du fameux *miroir de Virgile*, conservé dans le trésor de Saint-Denis depuis sa fondation. Ce miroir, qui pesait trente livres, était poli sur les deux faces, coloré en vert jaunâtre et contenait au moins la moitié de son poids d'oxyde de plomb. Bien que rien ne prouve que ce miroir ait appartenu à Virgile, il est incontestable que cette tradition démontre que le cristal était connu depuis une époque très-reculée.

Ce furent les Anglais qui remirent le cristal en vogue, et dès 1557, une verrerie fut fondée à Savoy-House, dans le Strand, à Londres. Aujourd'hui le flint-glass ou cristal est universellement employé pour la gobeleterie fine, et tous nos verres, carafes, etc., sont faits avec cette substance.

Comme on l'a vu dans le tableau que j'ai reproduit d'après M. Dumas, le cristal de gobeleterie est moins riche en plomb que celui employé en optique. Voici deux tableaux qui indiquent la composition du flint pour les cristaux et du flint pour l'optique.

| FLINT GLASS ou CRISTAL pour LA GOBELETERIE | | FLINT GLASS ou CRISTAL pour L'OPTIQUE | |
|---|---|---|---|
| Silice.............. | 51, 1 | Silice.............. | 42, 5 |
| Oxyde de plomb... | 38, 3 | Oxyde de plomb... | 43, 5 |
| Potasse ........... | 7, 6 | Potasse ........... | 11, 7 |
| Soude............. | 1, 7 | Alumine........... | 1, 8 |
| Alumine........... | 5 | Chaux............. | 5 |
| Oxyde de fer ...... | 3 | Acide arsénique... | traces |
| Oxyde de manganèse............ | 5 | | |
| | 100, 0 | | 100, 0 |

En comparant ces deux analyses, on voit de suite que le flint pour l'optique contient de l'oxyde de plomb en quantité considérable; aussi ce verre est-il très-difficile à fabriquer et à obtenir pur, il s'y forme souvent des stries ; les verriers l'appellent *sirop de plomb.*

Le flint-glass, comme nous l'avons dit, sert à la fabrication des verres achromatiques; il possède un grand pouvoir de dispersion, c'est-à-dire qu'il décompose beaucoup la lumière, et jette par conséquent beaucoup de feux, ce qui est utile pour les objets de cristallerie.

Dans le chapitre où j'ai traité de l'optique au

point de vue théorique, j'ai décrit ce qu'on entendait par l'achromatisme; on pourra donc se reporter au chapitre précité pour voir le rôle que joue le flint-glass en cette occasion.

Le flint-glass est un verre détestable à employer pour les verres de lunettes; car, décomposant beaucoup la lumière, il fournit des verres irisant les objets et fatiguant considérablement l'organe visuel. Un autre inconvénient du flint est qu'il se raye facilement.

*Les verres de lunettes en flint-glass doivent donc être tout à fait rejetés.* Dans son *Manuel des myopes et des presbytes*, mon père résume ainsi ce que nous venons de dire : *C'est, en un mot, le plus mauvais verre que l'on puisse employer pour les besicles.*

Le crown-glass est un silicate de soude ou de potasse, il n'entre pas de plomb dans sa composition. Les mots crown-glass signifient *verre de couronne*, et se rapportent à la fabrication du verre à vitres, en disques ou couronnes. La désignation *crown-glass* est donc aussi insignifiante pour tout le monde que celle *flint-glass;* mieux vaudrait appeler le crown *verre de sable*, apellation qui désignerait très-bien la substance.

Le crown-glass est plus dur que le flint-glass; il s'emploie pour nos glaces d'appartements, nos verres à vitres et pour la gobeleterie commune.

Cependant c'est en crown-glass que se font les beaux verres de Bohême qui sont supérieurs à ceux en flint-glass; car ils sont plus durs, bien qu'ils aient moins d'éclat.

L'optique emploie beaucoup le crown-glass, il forme une partie des verres achromatiques; employé seul, il sert pour les loupes, une multitude de verres et pour les verres de lunettes; c'est en *crow-glass pur* que doivent être faits les beaux verres de lunettes. Rien n'égale cette substance quand elle est dans des conditions spéciales. En effet, il y a crown-glass et crown-glass. Ainsi on a l'habitude de faire la plupart des verres de lunettes avec du verre à vitres ou de la glace ordinaire, et c'est là un grand tort, car on n'a ainsi que des verres faits en crown-glass commun, manquant d'homogénéité, et ayant une nuance plus ou moins verdâtre. Un tel verre est réellement nuisible pour la vue, tandis que le *crown pur incolore*, semblable à celui que l'on emploie pour les beaux verres des instruments d'optique de précision, est le seul bon à employer. C'est mon père, Charles Chevalier, qui indiqua cette réforme à faire pour les verres de lunettes, dans son *Manuel des myopes et des presbytes*, page 84 [1].

[1] Les verres de lunettes que l'on fabrique aujourd'hui

La limpidité et la blancheur du crown sont deux conditions indispensables, la moindre teinte est nuisible. *Il faut avoir vu les humeurs contenues dans l'œil pour être convaincu de ce que nous avançons ; car leur limpidité éclatante dépasse celle de tous nos verres les plus blancs. Pourquoi donc alors ne pas chercher à se rapprocher de la nature!*

Nous allons maintenant donner la composition des différents crown-glass, suivant l'usage auquel on les destine.

VERRE DE SAINT-GOBAIN

(Pour les glaces d'appartement, employé inconsidérément pour les verres de lunettes.)

| | | |
|---|---|---|
| Silice | 73 | |
| Chaux | 15 | 5 |
| Soude | 11 | 5 |
| | 100 | |

ne sont certainement pas mauvais ; néanmoins il serait possible d'en façonner de meilleurs. Au lieu de faire usage de glaces ou de verre en feuilles choisi, on fondrait des disques de *crown-glass* semblables à ceux que nous employons pour les objectifs de nos grandes lunettes astronomiques et des microscopes, et l'on pourrait obtenir ainsi une matière plus pure et plus régulière.

### VERRE A VITRES

Employé inconsidérément pour les verres de lunettes.

| | |
|---|---|
| Silice | 69 6 |
| Chaux | 13 4 |
| Soude | 15 2 |
| Alumine | 1 8 |
| Oxyde de fer | traces. |
| Oxyde de manganèse | — |
| | 100 |

### VERRES DE BOHÈME

| | |
|---|---|
| Silice | 77 |
| Potasse | 14 |
| Chaux | 8 |
| Alumine et oxyde de fer | 1 |
| | 100 |

### CROWN-GLASS PUR

(SPÉCIAL POUR L'OPTIQUE)

et le seul parfait pour les verres de lunettes.

| | | |
|---|---|---|
| Sable blanc | 120 | parties. |
| Carbonate de potasse | 35 | — |
| — de soude | 20 | — |
| Craie | 20 | — |
| Acide arsénieux | 1 | — |

Le crown à l'acide borique, de MM. Maës et Clémandot, est encore plus limpide que celui préparé avec la soude et la potasse.

Les verres colorés sont, comme on le sait, très-employés pour les lunettes; ils sont en effet très-utiles dans certains cas. La meilleure teinte est celle noir-gris, indiquée en 1817 et 1823 par mon grand-père et mon père, Vincent et Charles Chevalier, et improprement appelée *teinte fumée de Londres*. En verrerie, cette couleur s'obtient en mêlant au verre un mélange d'oxydes de fer, de cuivre et de cobalt. Pour faire le verre bleu, on emploie l'oxyde de cobalt, et l'oxyde de manganèse pour le verre violet. Le verre vert s'obtient avec le sesquioxyde de chrome, les sels d'urane; le verre jaune, avec l'oxysulfure d'antimoine; le jaune-orangé, avec l'argent. Le verre noir-gris coloré pour lunettes ne se fait pas encore en *crown pur noir-gris*, mais bien en verre fort ordinaire. Nous avons engagé un de nos savants verriers à s'occuper de cette question, et nous espérons bientôt pouvoir montrer des verres colorés, dépassant en qualité tous ceux employés jusqu'à ce jour.

En terminant cet aperçu sur le verre, je dirai quelques mots du strass, ainsi appelé du nom de son inventeur. Le strass est un flint-glass très-riche en plomb, et qui, pour cette raison, fournit un verre qui, étant taillé, jette des feux et imite le diamant. Voici la composition du strass : on sera curieux, je crois, de voir la quantité énorme d'oxyde de plomb qui entre dans sa composition.

STRASS.

| | | |
|---|---|---|
| Silice. . . . . . . . . . . . . | 38 | 2 |
| Oxyde de plomb. . . . . . | 53 | » |
| Potasse. . . . . . . . . . . . | 7 | 8 |
| Aluminium. . . . . . . . . . | 1 | » |
| Borax. . . . . . . <br> Acide arsénieux. . . . . | traces. | |
| | 100 | |

Ce composé sert à imiter le diamant ; en le colorant en jaune avec l'antimoine, on imite la topaze ; le rubis, avec l'antimoine et une partie de pourpre de Cassius ; l'émeraude, avec l'oxyde de cuivre et l'oxyde de chrome ; le saphir, avec l'oxyde de cobalt ; l'améthyste, avec l'oxyde de manganèse.

Ici s'arrête ce que j'avais à dire sur la question des verres ; je vais maintenant aborder l'important sujet du cristal de roche.

Le cristal de roche ou quartz (*pebles* des Anglais) est souvent employé pour faire des verres de lunettes. Lorsqu'il est bien taillé, il peut avoir certains avantages ; mais, dans le cas contraire, il nuit à la vue; nous examinerons donc attentivement cette substance.

Le quartz hyalin ou cristal de roche est un des corps les plus répandus dans la nature; sa forme primitive est un rhomboïde légèrement obtus, sa pesanteur spécifique est de 2,04 et sa cassure vitreuse. Le quartz hyalin est phosphorescent par la collision; il étincelle sous le choc de l'acier et jouit de la double réfraction. Sa composition est la suivante :

| | | |
|---|---|---|
| Silicium. . . . . . . . . . . | 48 | 5 |
| Oxygène. . . . . . . . . . . | 51 | 95 |

Le quartz est souvent coloré en violet, en jaune, en rose, etc.; ce sont des oxydes métalliques qui lui donnent ces différentes teintes. Comme exemple, je donnerai, d'après Rose, l'analyse de l'améthyste, ou quartz violet.

| | | |
|---|---|---|
| Silice.. . . . . . . . . . . . | 97 | 50 |
| Alumine. . . . . . . . . . . | » | 25 |
| Fer oxydé.. . . . . . . . . . | » | 50 |
| Manganèse oxydé.. . . . . . | » | 25 |
| Perte. . . . . . . . . . . . . | 1 | 50 |
| | 100 | |

Le quartz hyalin primitif est rare. La variété

la plus commune est celle du quartz prismé, qui consiste en une cristallisation formée d'un prisme hexaèdre, terminé à chaque extrémité par une pyramide à six faces triangulaires. Souvent ces faces ou prismes ne sont pas réguliers; quelquefois les faces et les pans prennent un accroissement démesuré aux dépens des faces ou des pans adjacents, de sorte que le cristal a alors l'apparence d'un prisme à base oblique.

La plus grande partie du quartz hyalin se trouve dans la nature en grands filons qui traversent les terrains anciens; souvent ces grandes veines offrent des poches ou des fours (*géodes*) dans leur embrasure, qui sont tapissées de cristaux réguliers plus ou moins volumineux et plus ou moins parfaits.

Ces grandes masses de quartz sont souvent très-limpides ; d'autres fois elles sont laiteuses, comme le bloc rapporté des Alpes par le général Bonaparte, et qui se trouve au cabinet de minéralogie du Muséum d'histoire naturelle.

Le beau quartz en prismes pyramidés vient de Madagascar ; près de la baie Diégo Suarès, on en trouve des blocs énormes, et dans certains endroits on aperçoit des quantités de colonnes gigantesques en beau quartz hyalin. Au Brésil, on trouve aussi du quartz limpide; mais c'est à Madagascar que l'on trouve les plus beaux échantillons de cette substance.

Ainsi que je l'ai dit, le cristal de roche est doué de la double réfraction, propriété que possèdent un grand nombre de substances de donner naissance pour un seul rayon incident à deux rayons réfractés, d'où il résulte que lorsque l'on regarde un objet à travers les cristaux, on le voit double. C'est Bartholin qui, en 1647, découvrit cette propriété, et c'est Huyghens, en 1673, qui l'étudia.

La double réfraction que possède le cristal de roche le rend donc impropre aux usages de l'optique et en particulier pour la fabrication des verres de lunettes, car si les images ne paraissent pas doubles à travers de tels verres, à cause de leur peu d'épaisseur et de leur mode d'emploi, il n'en est pas moins vrai que la double réfraction existe, et qu'elle peut occasionner un trouble visuel très-considérable, *émousser la rétine*, et déterminer de la *fatigue d'accommodation*, et même de l'*amblyopie*.

Cependant on peut, en taillant convenablement le cristal de roche, éviter la double réfraction. Pour cela, il faut que chaque morceau destiné à un verre de lunettes soit coupé perpendiculairement à l'axe du cristal, comme le représente la figure 21, sur laquelle j'ai figuré l'axe, et une

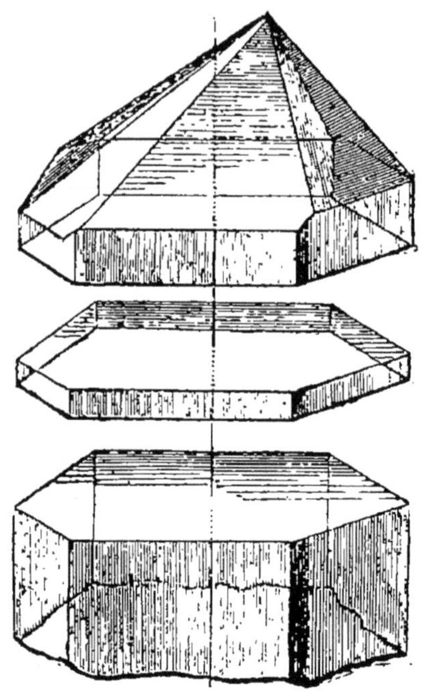

Fig. 21.

coupe qui lui est perpendiculaire. — On conçoit qu'il faut, pour cette opération, agir sur *du cristal parfaitement cristallisé ;* car, sur des masses amorphes, on peut tailler des morceaux purs, mais doués de la double réfraction.

Il est une chose bien fâcheuse et que nous signalons : *c'est que presque tous les verres en cristal de roche livrés au public sont doués de la double réfraction;* cependant on l'annonce de tous côtés, et bien des personnes se perdent la vue en se laissant prendre à ces réclames.

Il est bon de noter que les verres les plus ordinaires seraient moins funestes à la vue que des verres en cristal de roche non taillés perpendiculairement à l'axe de cristallisation, et cet avertissement doit faire réfléchir.

*Du reste, chacun est à même de n'accepter que des verres bien taillés*. C'est au moyen de la polarisation que l'on peut vérifier le fait d'une manière absolue. La polarisation est une modification particulière des rayons lumineux, en vertu de laquelle, une fois réfléchis ou réfractés, ils ne peuvent plus se réfléchir ou se réfracter suivant certaines directions. La polarisation a été découverte par Malus en 1810. Par double réfraction, la lumière se polarise également. Ainsi, si l'on fait tourner devant une plaque de tourmaline brune ou verte[1] taillée parallèlement à son axe de cristallisation, une tourmaline semblable, en regardant au travers et dirigeant la vision vers le ciel ou un objet éclairé, on remarque que tantôt la lumière s'é-

[1] Pierre précieuse douée de la double réfraction, et composée de silice, d'alumine, de lithine, d'oxyde de fer, de magnésie et d'acide borique. La tourmaline raye le quartz, mais se laisse rayer par la topaze. On trouve des tourmalines rouges, violâtres, bleues, vertes, jaunes, brunes et noires.

teint ou se polarise, et que tantôt la clarté apparaît. Pour rendre commode cette expérience, on se sert de l'instrument appelé *pince à tourmaline,* et qui consiste en une lame de cuivre recourbée faisant pince, et portant à sa partie supérieure les deux plaques de tourmaline, dont une peut se mouvoir circulairement.

Chaque opticien doit posséder cette pince, afin de faire vérifier ses verres. Le moyen d'éprouver un verre en cristal de roche est fort simple : On croise les tourmalines de façon à éteindre la lumière, puis on place entre elles le cristal, ce qui est facile en écartant les branches de la pince; on dirige ensuite l'instrument vers le ciel, et, si le morceau est taillé perpendiculairement à l'axe du cristal, on voit apparaître de magnifiques anneaux circulaires colorés comme ceux représentés sur la planche ci-contre ; dans le cas contraire, c'est-à-dire si le cristal est mal taillé, rien ne se montre. Il est très-important d'observer que *les anneaux doivent occuper le centre du verre;* s'ils se trouvent sur les côtés, le verre doit être considéré comme mauvais. On voit donc qu'il est facile de vérifier la qualité des verres en cristal de roche. Quelquefois on observe des anneaux hyperboliques, alors la taille est mauvaise, car elle est légèrement oblique par rapport à l'axe.

Anneaux colorés du Cristal de roche, taillé perpendiculairement à l'axe.

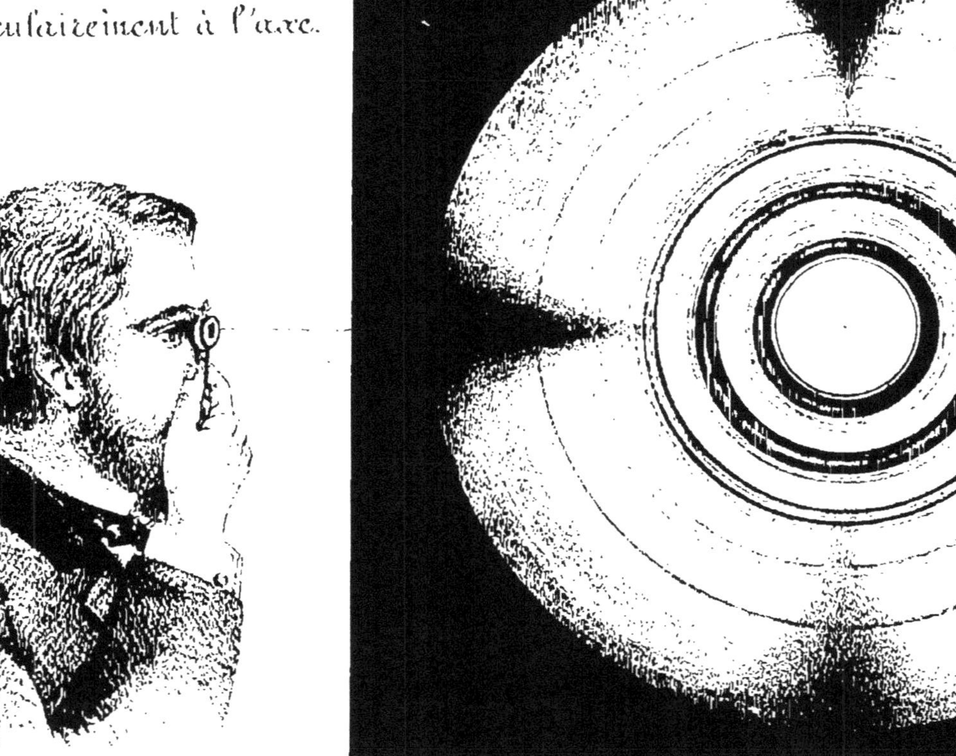

P. Lackerbauer chromo lith. Imp. Becquet, Paris

La pince à tourmaline fournit encore le moyen de savoir si le verre de lunettes est en verre ordinaire ou en cristal de roche; on opère de la manière suivante : On croise les tourmalines de manière à avoir le champ sombre, puis on place le morceau à éprouver et on le tourne entre les plaques de tourmaline. Si c'est du cristal de roche, la lumière se dépolarise et la clarté apparaît ; si c'est du verre, le champ reste sombre, bien que l'on tourne le morceau dans tous les sens entre les plaques. *Ceci est important à connaître, car il se vend chaque jour du verre ordinaire pour du cristal de roche.*

En résumé, *je dirai que le cristal de roche, tant vanté, n'a aucun avantage particulier pour la vue.* On est exposé à l'avoir mal taillé, si l'on ne s'adresse dans les bons ateliers d'optique ; sa seule qualité est sa dureté, qui le rend peu facile à rayer; pour nous, nous lui préférons le crown-glass pur, et l'avis du savant abbé Rochon fixera, je pense, les opinions. Après avoir lu les lignes qui vont suivre, on n'estimera certes pas beaucoup le cristal de roche, et on sera forcé de reconnaître que le beau crown lui est supérieur.

Voici comment s'exprime l'abbé Rochon dans son *Recueil de Mémoires sur la mécanique et la physique* (1783).

Page 154.

« J'ai trouvé, dans la partie nord de l'île de « Madagascar, des cristaux de roche de forme et de « nature différente... J'ai fait tailler un prisme et « un objectif de ce cristal, afin d'en pouvoir me- « surer la réfraction moyenne et la dispersion « des rayons colorés; j'ai commencé par exami- « ner s'il était d'une égale densité, en employant « les méthodes connues pour s'assurer de la bonté » des verres destinés aux usages dioptriques. J'ai « reconnu qu'à peine les meilleurs glaces pou- « vaient soutenir la comparaison avec ce cristal; « *il y a tout lieu d'espérer qu'on pourra s'en servir* « *avantageusement dans la construction des objectifs* « *achromatiques.* »

Plus loin, page 162, il dit :

« Je ne dois pas oublier d'avertir ici que, pour « empêcher que la lumière ne souffre deux réfrac- « tions, il ne suffit pas que le rayon ait une direc- « tion quelconque dans le sens du plan des petites « lames, il est nécessaire de plus que la direction « soit dans le sens de la longueur du cristal.

« *J'ajouterai encore que lorsque les rayons qui* « *traversent le cristal de roche avec les conditions* « *prescrites offrent l'image unique,* CETTE IMAGE EST « TOUJOURS MOINS NETTE ET MOINS DISTINCTE DANS « SES COULEURS QU'ELLE NE LE SERAIT SI ON REGAR-

« DAIT L'OBJET A TRAVERS UN VERRE BIEN HOMOGÈNE.

« Il résulte de ces observations deux vérités qui « peuvent au moins servir à éviter des tentatives « inutiles.

« La première, que si on voulait tailler des len- « tilles avec le cristal de roche pour les divers « usages de l'optique, il faudrait employer des « morceaux dont les faces fussent parallèles à la « base du cristal, en sorte que l'axe des lentilles « coïncidât, ou au moins fût parallèle à l'axe du « cristal, et cela, pour éviter autant qu'il serait « possible le doublement des points dans l'image « des objets. »

« L'autre, qu'il y aurait peut-être MOINS D'AVAN- « TAGES A ESPÉRER DE LA PLUS GRANDE TRANSPA- « RENCE QU'AURAIENT LES LENTILLES FAITES AVEC « CETTE MATIÈRE QUE D'INCONVÉNIENTS A CRAINDRE « DE LA PETITE CONFUSION DES RAYONS QU'IL SERAIT « IMPOSSIBLE D'ÉVITER DANS CES SORTES DE LEN- « TILLES, MÊME EN LES TRAVAILLANT AVEC LES CON- « DITIONS QUE JE VIENS D'INDIQUER. »

En terminant ce chapitre, nous indiquerons aussi une erreur généralement répandue, relative au cristal de roche. Cette substance étant plus réfringente que le crown-glass pur, il faut, pour obtenir un foyer donné, employer des courbures moins fortes que pour le crown; cependant, tous les verres en cristal de roche livrés au public sont faits de même que ceux en verre. Ainsi pour obtenir du n° 18, il faut donner des courbures, 18 1/4 au cristal de roche. Il arrive donc que presque toutes les personnes qui font usage de ces verres *ont un numéro plus fort que celui qui leur convient*; car on leur fait essayer le numéro avec des verres en crown, puis ensuite on leur donne des verres en cristal de mêmes courbures. On devra donc faire attention à cette remarque, et savoir qu'il faut donner au cristal de roche des courbes différentes de celles du verre.

# VI

## DE L'OEIL EN GÉNÉRAL

Avant de donner la description anatomique de l'œil, ce qui fera l'objet du chapitre suivant, nous avons placé ici des considérations générales sur la vue, tirées des *Contemplations de la nature*, de Bonnet. Ces pages, écrites en 1760, sont pleines de vérité et d'éloquence ; nous avons pensé qu'elles seraient agréables à nos lecteurs.

### LA VUE.

« De tous les sens, la vue est celui qui fournit à l'âme des perceptions plus promptes, plus étendues, plus variées. Il est la source féconde des plus riches trésors de l'imagination, et c'est à lui principalement que l'âme doit les idées du beau, de cette unité variée qui la ravit.

« Aveugles infortunés, qu'un sort trop rigoureux a privés dès la naissance de l'usage de cet incomparable sens ! je ne puis assez m'attendrir sur votre malheur.

« Hélas ! le plus beau jour ne diffère point, pour vous, de la nuit la plus sombre. La lumière ne porta jamais la joie dans vos cœurs. Vous ne la voyez point se jouer dans le brillant émail d'un parterre, dans le plumage varié d'un oiseau, ou dans un arc-en-ciel majestueux. Vous ne contemplez point du haut des montagnes les coteaux couronnés de pampres verdoyants, les champs vêtus de moissons dorées, les prairies couvertes d'une riante verdure, arrosées de rivières qui fuient en serpentant, et les habitations des hommes dispersées çà et là dans ce grand tableau. Vous ne promenez point vos regards sur l'immense Océan ; vous n'admirez point les flots entassés qu'il élève jusqu'aux nues et qui viennent expirer sur la ligne que le doigt de *Dieu* leur a tracée sur le sable. Vous ne goûtez point la délicieuse satisfaction de découvrir chaque jour dans les ouvrages du *Créateur* de nouveaux sujets d'exalter *sa puissance* et *sa sagesse*. L'optique ne prodigue point pour vous ses merveilles. Le spectacle intéressant des machines organisées vous est inconnu. Les légions innombrables de l'armée des cieux ne s'offrent point à votre imagination étonnée. Vous ne comprenez pas leur marche dans les orbes tracés par vos mains. Les plus belles productions de la mécanique et des arts ne percent point sans s'altérer l'épaisse obscurité qui vous environne. Enfin, vous ne pouvez jouir de la contemplation de l'homme, et considérer en lui ce que la nature a de plus grand, ou ce que vous avez de plus cher.

« Mais la pitié me fait illusion : on ne désire point ce que l'on ne connaît point, et l'on n'est pas malheureux par la privation absolue des biens qu'on ignore. Nous ne nous affligeons point de n'avoir pas un sixième sens, qui a peut-être été accordé à d'autres êtres. Si vous avez un sens de moins que nous, vous êtes d'un autre côté, dans l'impossibilité d'apprécier cette privation ; et cette imperfection de votre être est compensée d'ailleurs par divers avantages. La multitude et la variété des perceptions que nous recevons à chaque instant par le sens de la vue nous rend distraits, et enlève aux autres sens une partie de cette activité qu'ils conservent chez vous tout entière. Le toucher si obtus, si incertain pour le commun des hommes, devient pour vous si exquis, si sûr qu'il semble suppléer en quelque sorte au défaut de la vue.

« Mais, de plus grands dédommagements vous sont réservés dans l'avenir; un jour vos ténèbres seront changées en lumière, et devenus habitants du ciel vous porterez vos regards perçants dans toutes les parties de l'univers.

« Je m'adresse aussi à vous, hommes studieux, en qui une trop forte application ou quelque accident ont affaibli le sens précieux dont je parle. Vous vous en affligez? Hélas! une triste expérience ne m'a que trop appris combien le sujet de votre affliction est légitime; songez cependant à ce que vous avez déjà acquis et considérez que cette vue débile deviendra un jour supérieure à celle de l'aigle. »

## LA MÉCANIQUE DE LA VISION.

« La nuit a retiré peu à peu son voile lugubre de dessus la face de la terre; la riante aurore nous annonce le lever de l'astre du jour; il paraît, et la nature semble créée de nouveau. Quelle majesté! quel éclat! quelle lumière! quelles couleurs!

« Mais par quelle secrète mécanique mes yeux ont-ils donc été rendus capables de me communiquer des perceptions si vives, si variées, si abondantes? Comment découvré-je avec tant de facilité et de promptitude tout ce qui m'environne?

« Trois humeurs de différentes densités, logées chacune dans une capsule transparente, partagent l'intérieur du globe de l'œil en trois parties. Sur le fond est tendue une espèce de toile, ou de membrane très-fine, qui n'est que l'expansion d'un nerf, dont l'extrémité aboutit immédiatement au cerveau. Une peau noire tapisse intérieurement tout le globe. A sa partie antérieure est une ouverture ronde, qui se contracte et se dilate, suivant que la lumière est plus ou moins forte. Six muscles placés à l'intérieur du globe se meuvent en divers sens, et la rapidité de ces mouvements est extrême. »

Bonnet donne encore la théorie de la vision, dont nous parlerons plus loin ; chacune des pages de cet illustre auteur est empreinte de cette foi sincère que devraient avoir tous les hommes dans le Créateur de l'univers !

# VII

## ANATOMIE DE L'OEIL

Pour bien comprendre la théorie de la vision, pour savoir apprécier l'usage que l'on doit faire des lunettes, il est indispensable de connaître comment l'œil est fait, quelles sont ses diverses parties; en un mot, il est utile de posséder l'anatomie de l'œil.

Comme on le sait, l'œil est situé dans la cavité osseuse nommée *orbite;* il y est maintenu à l'aide de muscles dont nous parlerons tout à l'heure. Les paupières sont destinées à protéger l'appareil de la vision; elles sont bordées par les cils qui, ainsi que les sourcils, empêchent la poussière et les corps étrangers de s'introduire dans l'œil.

L'arête postérieure des paupières est bordée

d'une rangée de petits trous, qui ne sont autre chose que les orifices des *glandes de Meibomius*, qui secrètent une humeur sébacée chargée de retenir les larmes, et de tenir le bord des paupières dans un état moelleux.

Une des parties accessoires les plus intéressantes est l'appareil lacrymal, qui sert à produire les larmes et à lubrifier le globe de l'œil.

Il se compose de la glande lacrymale, de la caroncule lacrymale, des points lacrymaux, des conduits lacrymaux et du sac lacrymal.— *La glande lacrymale* est située à la partie extérieure et supérieure de l'œil; elle a la forme d'un œuf et la grosseur d'une amande. En soulevant la paupière supérieure, on peut apercevoir une partie de cette glande; c'est elle qui sécrète les larmes, elle est donc située au-dessus du petit angle de l'œil.

A l'angle de l'œil, du côté du nez (grand angle), on voit la *caroncule lacrymale*, que l'on prend généralement pour l'appareil producteur des larmes, tandis que ce petit appareil sert à en enlever l'excès. La caroncule est percée de deux petits conduits qui se nomment les *conduits lacrymaux;* ils viennent s'ouvrir dans le *sac lacrymal*, qui les mène à une ouverture dans le canal nasal, ou conduit percé dans le nez.—Lorsque les larmes coulent en abondance, les points et conduits lacrymaux ne peuvent les absorber toutes; comme on le sait, la plus grande partie est rejetée en dehors. Cependant il s'en écoule par le nez, tout le monde l'a observé.

La face interne des paupières est doublée par une membrane mince qui se nomme *conjonctive,* et qui se réfléchit sur le globe oculaire; cette membrane tapisse aussi le sac lacrymal, vient se perdre dans les fosses nasales et acquiert alors de nouvelles propriétés; elle s'appelle *membrane pituitaire.* On sait qu'un fort rhume de cerveau enflamme souvent la conjonctive. Il y a telle connexion entre les inflammations des fosses nasales et l'œil, qu'un rhume de cerveau peut produire une ophthalmie, et réciproquement.

La fig. 22, que j'emprunte à M. Desmarres, montre

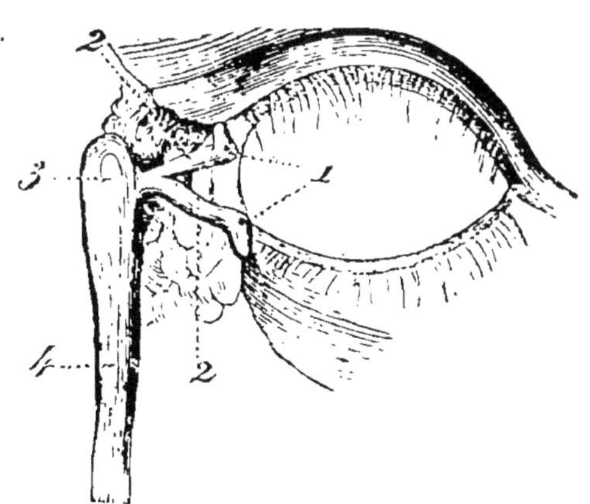


Fig. 22.

1, 1. Points lacrymaux. 3. Sac lacrymal.
2, 2. Conduits lacrymaux. 4. Canal nasal.

parfaitement l'appareil des voies lacrymales ; dans cette figure, on ne peut voir la glande qui est cachée à la partie externe, et sous la paupière supérieure.

Voyons maintenant les muscles de l'œil, représentés fig. 23 ; cette fidèle reproduction est due à M. le docteur Jamain, dont les savants travaux sont si connus.

Les muscles de l'œil sont au nombre de six : 1° le muscle droit interne ; 2° le muscle droit externe ; 3° le muscle droit supérieur ; 4° le muscle droit inférieur ; 5° le grand oblique ; 6° le petit oblique.

Le muscle droit interne est destiné à faire mouvoir l'œil du côté du nez. Il est le plus court des muscles de l'œil. Le muscle droit externe attire l'œil en dehors du côté de la tempe. Le muscle droit supérieur est destiné à porter l'œil en haut. Le muscle droit inférieur attire l'œil en bas. Le grand oblique, le plus grand des muscles de l'œil, monte obliquement en longeant la paroi interne de l'orbite, pénètre dans une petite anse située à cette cavité, et descend ensuite s'insérer à la partie supérieure et interne de la sclérotique. Le petit oblique s'attache à la sclérotique, entre les muscles droit externe et droit inférieur.

Tels sont les muscles chargés de diriger l'œil dans toutes les directions. Cinq de ces muscles

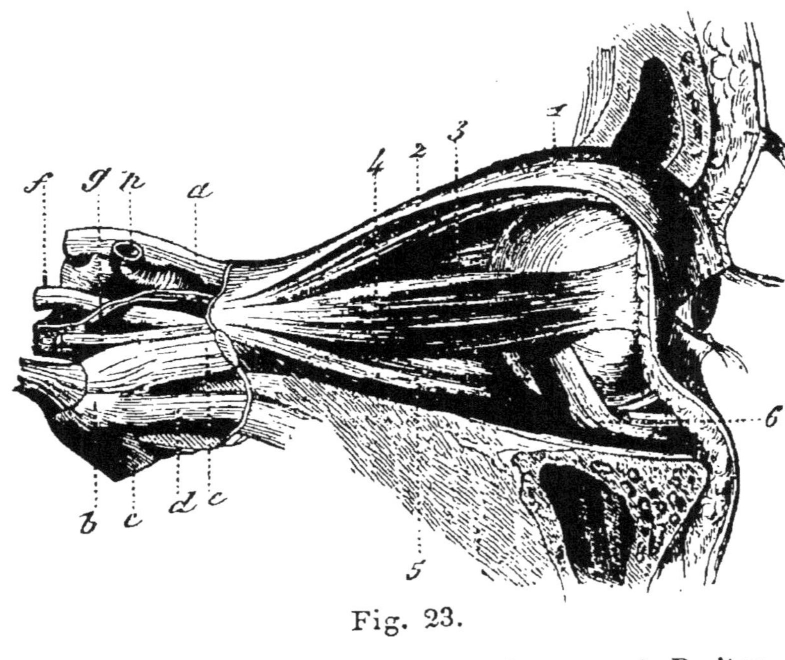


Fig. 23.

1. Muscle élévateur de la paupière supérieure. — 2. Droit supérieur. —3. Droit interne.—4. Droit externe.— 5. Droit inferieur.—6. Petit oblique.—*a*, Nerf optique.— *b*, Ganglion de Gasser.—*c*, Nerf maxillaire inférieur.—*d*, Nerf maxillaire supérieur.—*e*, Branche ophthalmique de Willis.—*f*, Nerf moteur oculaire commun.— *g*, Nerf pathétique.— *h*, Artère carotide.

naissent d'un anneau fibreux situé au fond de l'orbite; le petit oblique prend naissance sur l'orbite, en dehors de la gouttière lacrymale ; les mouvements de l'œil sont très-doux, car toute la coque oculaire est entourée d'un véritable coussin graisseux.

Outre les muscles extérieurs de l'œil, il y a aussi des muscles intérieurs. Ainsi la choroïde a son muscle tenseur; la pupille a un constricteur, un dilatateur. Il existe encore une foule de parties accessoires de l'œil, toutes plus admirables les unes que les autres, mais le cadre de cet ouvrage ne nous permet pas de les signaler.

Il y a une multitude de nerfs qui se rendent à l'œil; ainsi les muscles qui le font mouvoir reçoivent les rameaux des troisième, quatrième et sixième paires.—La quatrième paire, ou pathétique, se rend au muscle grand oblique, la sixième paire au droit externe; les cinq autres muscles sont animés par la troisième paire. Le muscle élevateur de la paupière est compris dans ces cinq muscles.

Dans le strabisme divergent, le nerf oculo-moteur est paralysé, et par ce fait, cinq muscles deviennent inertes; le droit externe agit seul et tire l'œil du côté de la tempe. La paralysie de la sixième paire donne le strabisme convergent. On voit, d'après ces exemples, combien il est utile d'étudier ces muscles.

Quant aux vaisseaux, disons que le plus grand tronc artériel vient de la carotide interne et constitue *l'artère ophthalmique,* qui vient ensuite former l'artère frontale, et la dorsale du nez. Il y a ensuite l'artère centrale de la rétine, l'artère lacrymale, les artères ciliaires, l'artère susorbitaire, les artères palpébrales, etc. La veine la plus importante est la veine ophthalmique, puis ses divisions qui se rendent au front, au sac lacrymal et aux autres parties de l'œil.

Outre ces vaisseaux, il y a ceux de la choroïde, de l'iris, qui sont fournis à ce dernier par les artères ciliaires.

Voyons maintenant les différentes parties de l'œil proprement dit.

L'œil a la forme d'un sphéroïde dont le plus grand diamètre s'étend d'avant en arrière. On peut parfaitement étudier l'anatomie de l'œil sur la reproduction si fidèle faite par le docteur Auzoux (fig. 24).

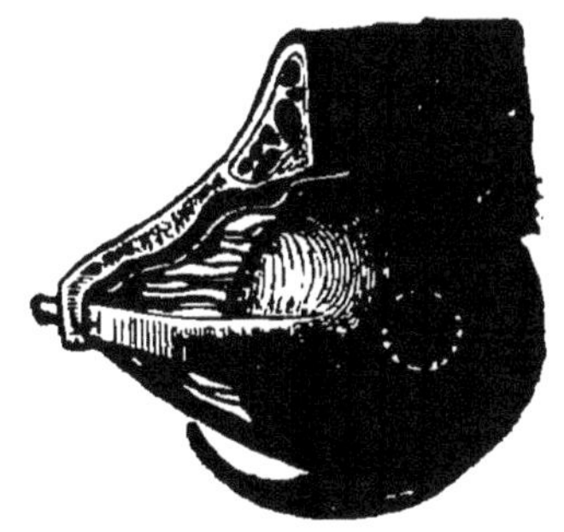

Fig. 24.

La fig. 25 représente l'œil humain fendu verticalement.

La *sclérotique ss*, nommée vulgairement blanc de l'œil (cornée opaque), est une membrane dure, résistante, opaque, contenant toutes les autres parties de l'œil. Elle forme les quatre cinquièmes du globe oculaire.

La sclérotique est moins épaisse en avant qu'en arrière; elle est percée en arrière d'un trou, ou mieux d'une multitude de petits trous donnant passage au nerf optique; en avant, elle est taillée circulairement en biseau, l'ouverture a environ six lignes, et est destinée à recevoir la cornée transparente qui s'y enchâsse comme un verre de montre.

La *cornée transparente cc* est placée, comme nous venons de le dire, en avant de la sclérotique; elle ressemble parfaitement au segment d'une sphère plus petite ajoutée à une plus grande; elle est formée de six lames superposées; elle ne contient ni nerfs ni vaisseaux sanguins. Sa face antérieure est convexe et la postérieure concave; elle est recouverte à l'extérieur d'un enduit muqueux et d'un épiderme d'une nature particulière.

La sclérotique est tapissée à l'intérieur par une membrane très-mince, molle, celluleuse, d'un brun foncé, nommée *choroïde*; cette membrane

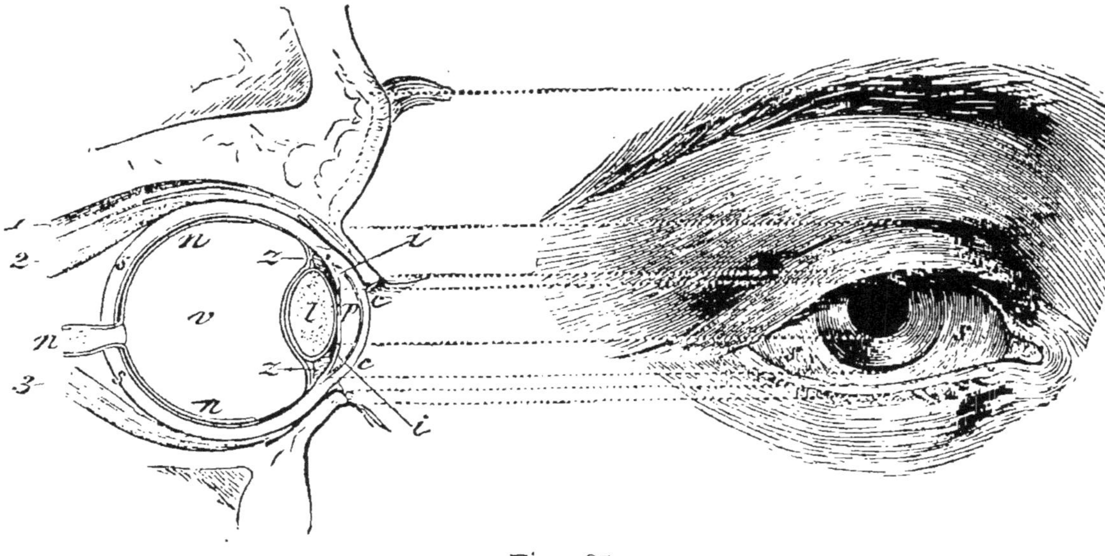


Fig. 25.

s'étend depuis l'ouverture postérieure de la sclérotique jusqu'au cercle ciliaire, et joue dans l'œil le rôle de l'enduit noir que l'on met dans les instruments d'optique. Si on fait macérer la choroïde dans l'eau, elle devient transparente et perd de sa couleur. Il paraît que la teinte noire qui lui est propre est due à de l'oxyde de fer. Elle paraît formée d'une trame celluleuse très-déliée, réunissant des vaisseaux artériels et veineux.

Le *cercle ciliaire* est un anneau grisâtre, épais, large d'une ligne ou deux à peu près, situé entre la choroïde, l'iris et la sclérotique ; il est pulpeux et est considéré comme un ganglion nerveux. L'iris y est enchâssé dans la petite circonférence qui forme saillie au-devant de lui.

L'*iris ii* est une cloison membraneuse placée derrière la cornée, verticalement, dans la partie antérieure du globe de l'œil. Son diamètre est percé d'un trou *p*, nommé *pupille*, dont le diamètre varie constamment, suivant la quantité de lumière nécessaire à la vision. Tout le monde sait que l'iris est coloré diversement suivant les individus, et qu'il présente la teinte brune, grise, bleue, verdâtre, etc. La teinte de l'iris est plus foncée vers la pupille. On distingue sur la surface de l'iris une foule de stries saillantes dont le nombre est de soixante-dix à quatre-vingts. La face postérieure de cette membrane est recouverte d'un enduit noir nommé *uvée,* qui se continue avec la choroïde.

Les *procès ciliaires zz* sont de petits corps saillants, vasculo-membraneux, placés les uns à côté des autres en rayonnant, et entourant le cristallin en forme de couronne. Ils sont placés derrière l'iris, et sont au nombre de soixante à quatre-vingts. Leur ensemble a reçu le nom de *corps ciliaire;* ils reçoivent presque autant de vaisseaux à eux seuls que les autres parties de l'œil.

Le *cristallin l* est une véritable lentille, plus convexe à l'intérieur qu'à l'extérieur; chez le fœtus, il est presque sphérique.

L'axe du cristallin correspond au centre de la pupille. Son diamètre est de quatre lignes et son épaisseur de deux lignes environ. Il est placé derrière la pupille, baigné sur sa face antérieure par l'humeur aqueuse, et ayant sa face postérieure logée dans une cavité du corps vitré.

L'espace compris entre le cristallin et la cornée transparente est occupé par un liquide limpide et transparent nommé *humeur aqueuse*, *p* (chambre antérieure). L'espace contenu derrière le cristallin est occupé, jusqu'au fond de l'œil, par l'humeur vitrée ou corps vitré *v* (chambre postérieure), contenu dans les cellules de la membrane hyaloïde. Ces cellules sont intimement liées entre elles, de sorte que si l'on pique l'humeur vitrée, il ne sort que très-peu de liquide, car il ne se vide que quelques cellules.

Le cristallin se compose d'une capsule contenant un liquide particulier (*humeur de Morgani*), dans lequel se trouve la lentille ou cristallin proprement dit. Certains auteurs nient la présence de ce liquide, et considèrent que le cristallin remplit exactement la capsule.

La lentille n'est pas simple, elle est composée de bandelettes superposées; le noyau est presque sphérique.

La *rétine nn* est une membrane pulpeuse, grisâtre, qui s'étend depuis le nerf optique jusqu'au cristallin, placée par-dessus la choroïde et embrassant le corps vitré, sans toutefois adhérer à la choroïde; on la considère comme l'expansion du nerf optique, *n*, qui entre dans l'œil par le trou fait à cet effet dans la sclérotique, ainsi que nous l'avons déjà dit.

La rétine n'est pas simple; elle est formée de trois couches : celle amorphe, placée sur le corps vitré; puis celle nerveuse, puis enfin la couche des bâtonnets (*stratum bacillorum*), recouverte par la choroïde.

La rétine est parfaitement transparente pendant la vie.

C'est la rétine qui reçoit l'image des objets, et qui la transmet au cerveau.

La face interne de la rétine montre, non loin de l'entrée du nerf optique dans la sclérotique, une tache jaunâtre (*tache de Sœmmering, macula lutea*) qui occupe le centre de l'œil, car le nerf optique s'insère sur le côté, comme le montre la figure.

La *macula lutea* n'existe, suivant Cuvier, que chez l'homme et les quadrumanes.

Le n° 1, indiqué sur la figure 25, correspond au muscle releveur de la paupière; le n° 2, au muscle droit supérieur; le n° 3, au muscle droit inférieur.

Les nerfs optiques, au nombre de deux, un pour chaque œil, naissent en arrière d'une portion du cerveau, nommée *lobes optiques*, et s'entre-croisent (*chiasma* des nerfs optiques). A leur origine, ils sont écartés, puis s'entre-croisent et s'éloignent pour pénétrer dans les orbites, où là ils s'épanouissent sur le corps vitré et constituent la rétine.

Cette réunion des deux nerfs optiques explique la vision simple, bien que nous possédions deux yeux.

La fig. 26 empruntée à la dioptrique de Des-

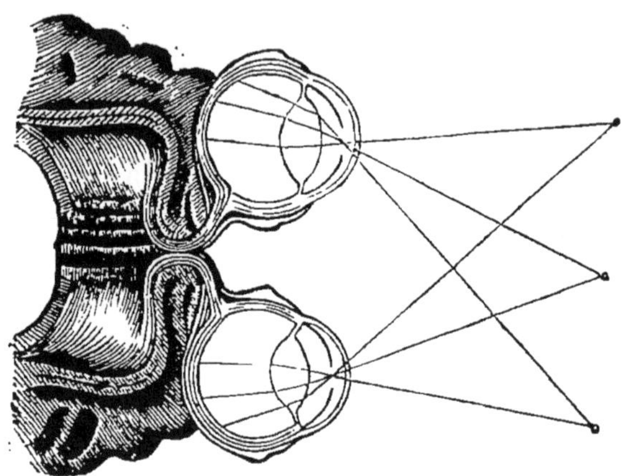

Fig. 26.

cartes, montre la disposition des nerfs optiques.

J'arrêterai ici cette description que l'on trouvera plus complète dans les ouvrages spéciaux, car ce livre est écrit essentiellement pour les gens du monde.

# VIII

## THÉORIE DE LA VISION

Maintenant que nous connaissons les différentes parties qui constituent l'œil, voyons comment s'opère la vision.

Tout le monde connaît la chambre noire, dont les effets sont maintenant rendus si populaires par l'invention de la photographie. Et bien, l'œil est une véritable chambre noire : le cristallin représente la lentille ou l'objectif, et la rétine, l'écran sur lequel l'image vient se produire. Nous avons déjà expliqué la théorie de la formation des images; nous renverrons donc à cette description, qui fixera complétement les idées sur ce sujet.

Prenons maintenant la coupe de l'œil, et voyons comme les rayons s'y comportent; ce sera semblable à ce que nous avons décrit, mais les choses seront encore mieux comprises.

Ainsi qu'on peut le voir, les rayons O, B (fig. 27)

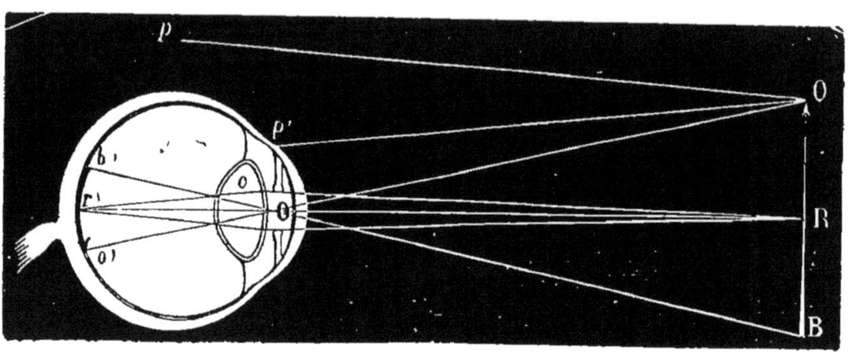


Fig. 27.

partant d'un objet, s'entre-croisent et vont former leur image au fond de l'œil en *o'*, *b'*. Ces rayons forment des cônes dont les sommets se trouvent en O, B, et dont les bases reposent sur la partie antérieure de la cornée. Les rayons très-divergents, *Op*, *Op'*, tombant en dehors du cercle, sont perdus pour la vision.

N'est-on pas frappé aussitôt de l'analogie qui existe entre la chambre obscure et l'œil humain? La lentille de l'instrument est remplacée par les milieux transparents de l'organe et principalement par la lentille cristalline; l'écran, par la rétine, véritable écran sensible; l'enduit noir que l'on applique sur les parois de la chambre obscure, par la choroïde. Les lentilles employées en optique sont sujettes à certaines imperfections, parmi lesquelles nous ne citerons actuellement que l'aberration de sphéricité produite par la réfraction inégale que subissent les rayons en traversant, sous des angles différents, les parties plus ou moins épaisses du verre. Que fait-on d'abord pour remédier à ce défaut? On place devant ou derrière la lentille un cercle plus ou moins ouvert et à bords tranchants, qui intercepte ces rayons; en d'autres termes, c'est au moyen d'un diaphragme que l'on arrête au passage les rayons qui pourraient déformer l'image. Mais n'avons-nous pas dans l'œil un diaphragme bien plus parfait? puisque l'ouverture pupillaire de l'iris est apte à subir tous les resserrements et les dilatations nécessaires à la vision distincte[1]? Il serait superflu d'insister plus longtemps sur une similitude aussi frappante.

Que si l'on nous demande à quoi bon les diverses humeurs associées au cristallin, nous répondrons, sans chercher à donner une explication définitive d'un problème qui a déjà tant de fois occupé les physiciens, que l'on n'obtient une image nette et exempte de coloration anormale qu'au moyen

[1] Mon père, en inventant, en 1840, son diaphragme variable, reproduisit les effets produits par la pupille.

de plusieurs espèces de verre juxtaposées, et que nous aimons à croire, avec le célèbre Euler, que la nature a voulu remplir le même but par l'association de ces humeurs de densités différentes[1].

Nous examinerons tout à l'heure, avec quelques détails, la fonction intime du cristallin et des humeurs aqueuse et vitrée.

Dans la presbytie, le cristallin étant trop plat, les humeurs peu denses, la réfraction est insuffisante et les rayons, après s'être entre-croisés, iraient former en F (fig. 28) l'image des objets. En plaçant

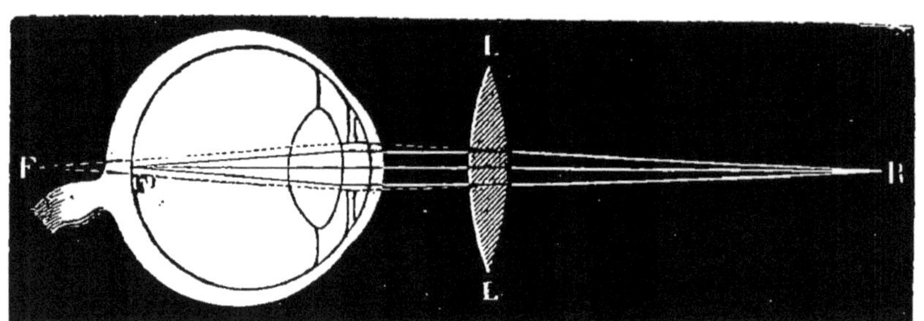


Fig. 28.

devant l'œil une lentille convergente, on compense l'altération, et l'image va se former sur la rétine F', ce qui procure la vision distincte.

Dans la myopie, c'est le contraire; les milieux et le cristallin sont trop réfringents, l'image se

[1] Charles Chevalier, *Manuel des myopes et des presbytes*.

forme avant d'arriver à la rétine, soit en F (fig. 29);

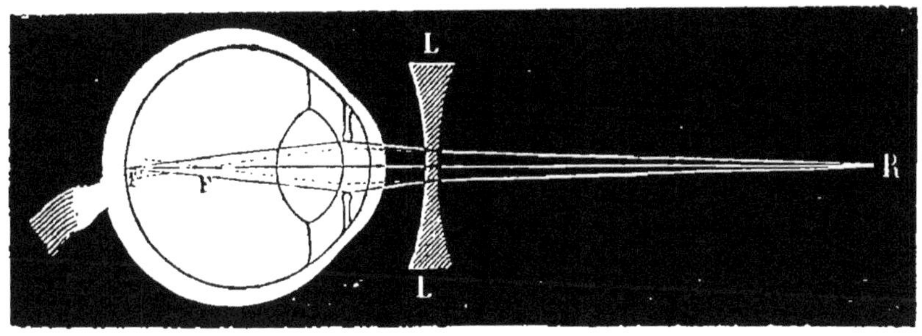


Fig. 29.

une lentille divergente apposée devant l'œil écarte les rayons et les oblige à former l'image sur la rétine, en F'.

Comme on le voit, cette théorie de l'œil normal, de l'œil presbyte, de l'œil myope, est très-facile à comprendre, et permet de se rendre un compte exact de l'emploi des lunettes.

Examinons brièvement les fonctions de quelques parties de l'œil, suivant les idées du savant De Haldat, savant modeste et célèbre dont le souvenir sera pour nous éternel.

M. de Haldat admet l'invariabilité de forme de la cornée transparente, c'est-à-dire que chez tous les individus, cette membrane n'est pas susceptible de varier.

Relativement au cristallin, il soutient l'invariabilité du foyer du cristallin pour des objets placés à des distances diverses. Du reste le cristallin a un très-court foyer, et dans les lentilles faites par l'homme, on remarque que, lorsque le foyer est très-court, elles ont la propriété de réunir, pour ainsi dire en un seul point l'image des objets différemment distancés. Aussi ajoutons à cela la probabilité d'un allongement léger ou d'un raccourcissement par l'effet des muscles de l'œil, on pourra comprendre alors pourquoi la vue peut s'adapter à des distances si diverses.

Suivant M. de Haldat, l'humeur vitrée atténuerait la force du cristallin, car ce dernier a une force de réfraction qui n'est pas en rapport avec la distance qui le sépare de la rétine. Cela du reste est fort juste, et les preuves données par M. de Haldat sont irréfutables.

M. de Haldat a aussi approfondi la question de l'achromatisme de l'œil, question complexe s'il en fut; il a prouvé que l'œil était achromatique. Du reste nous engageons nos lecteurs à lire l'*Optique oculaire* de M. de Haldat. C'est un de ces ouvrages savants qui font époque, et qui prouvent ce que peut l'homme lorsqu'il est animé du feu sacré de la science. Honneur donc à M. de Haldat, le savant physicien, l'homme de bien, l'homme modeste et sincère! Il fut l'ami de mon père, et jusqu'à la fin, cette amitié ne s'est pas démentie; il m'encouragea par sa bienveillante parole, il m'instruisit de sa science!

La faculté que possède l'œil de s'adapter aux différentes distances a reçu le nom de *faculté de l'accommodation*. Le champ d'accommodation pour les petits objets existe de 8 à 40 centimètres; pour les objets éloignés, il est difficile d'établir une règle précise. Dans la vision distincte, la distance est environ de 25 à 30 centimètres pour la lecture d'un caractère d'imprimerie qui correspond au *neuf*. (Le texte de cet ouvrage est en *neuf*.) On nomme *mésoroptre accommodatif* l'espace où l'on place l'objet pour le voir distinctement et sans aucune fatigue. Lorsque l'on regarde des objets à des distances rapprochées, l'écartement des pupilles varie selon leur plus ou moins de tendance à la convergence. On a nommé cet effet *mésoroptre musculaire*. Sans qu'il y ait myopie ou presbytie, la vision peut être altérée par ce que l'on nomme la *fatigue d'accommodation*, si bien décrite par le docteur Desmarres. On sera peut-être curieux de savoir que les nageurs éprouvent l'allongement de la vue par le contact de l'eau sur la cornée; on a calculé que, pour voir nettement dans l'eau, il faudrait employer un verre de 7 à 8 lignes de foyer. Les poissons ont l'œil sphérique et d'un foyer très-court; ils ne peuvent donc voir distinctement que dans l'eau.

Mon père, dans son *Manuel des myopes et des presbytes*, résume ainsi la vision distincte :

« On entend par cette expression la distance à laquelle on peut lire des caractères imprimés d'une grosseur médiocre ; l'éloignement plus ou moins considérable de ce point constitue les différentes vues. Pour les vues ordinaires, cette distance est d'environ vingt-cinq centimètres, d'un mètre et plus pour les presbytes, et de quelques centimètres seulement pour les myopes ; mais pour les vues ordinaires, on ne saurait rigoureusement limiter son étendue, car on peut apercevoir distinctement le même objet, quoiqu'il soit placé à des distances variables. On a cherché à expliquer ce phénomène par des modifications imprimées à la forme du globe oculaire ou à la position du cristallin, modifications qui permettraient à l'œil de s'accommoder aux différentes distances et aux dimensions variables des objets ; suivant plusieurs physiologistes, c'est dans la seule mobilité de la pupille qu'il faut chercher l'explication de ce phénomène. Ils disent :

« Plus un objet est rapproché de l'œil, plus les rayons qu'il réfléchit sont divergents ; l'œil ne pourrait leur faire subir une réfraction suffisante pour les réunir en un même foyer et ne percevrait qu'une image confuse ; il faut donc que l'iris se contracte, rétrécisse son ouverture de manière à ne donner passage qu'aux rayons placés au centre, et qui demandent une moindre réfraction pour se réunir en un même point. Au contraire, si l'objet est très-petit, ou se trouve placé à une grande distance, les rayons sont bien moins divergents, une faible réfraction suffit pour les faire converger vers un même foyer, et l'iris, prévoyant les besoins de la rétine, admettra en se dilatant tous les rayons dont le concours est nécessaire pour produire une image bien nette.

« Quelle perfection! que sont, auprès de cet organe, nos instruments d'optique les plus délicats? Cependant, l'œil est souvent obligé de chercher dans leur grossier artifice un auxiliaire bien précieux encore, puisqu'il parvient, en quelque sorte, à lui rendre toutes ses admirables propriétés. »

Il nous reste maintenant à savoir pourquoi nous voyons les objets droits, tandis qu'ils se peignent renversés sur la rétine. Nous donnerons d'abord à ce sujet l'opinion du docteur Gerdy :

« Quand nous considérons, dit-il, un arbre au
« milieu de la campagne, par la même raison que
« son pied va se peindre à la partie supérieure de
« notre œil, la terre, placée aussi au-dessous de

« l'axe visuel, va se peindre à la partie supérieure; « par la même raison qu'il réfléchit son sommet « à la partie inférieure, il y réfléchit aussi la voûte « du ciel. L'arbre n'a donc pas changé de rapports « avec les objets qui l'environnent; il a toujours, « dans le tableau tracé au fond de l'œil, ses ra- « cines dans la terre et son sommet dans les « nues, et en le voyant dans cette situation, nous « le voyons tel qu'il est réellement, et nous ne « pouvons le voir autrement. Il faudrait, en effet, « pour le croire renversé, que l'esprit lui-même « le renversât les racines en l'air et la cime dans « la terre, car être renversé pour nous, c'est avoir « tournées vers le ciel les parties qui tenaient à « la terre ou qui la regardaient. Or l'esprit ne « peut le voir ainsi, puisqu'il n'en trouve l'image « ni dans la nature ni dans l'œil.

« Ainsi donc, tous les objets étant renversés « dans notre œil, ils ne changent point de rapports « les uns avec les autres, et, en les voyant comme « ils sont, nous les voyons comme nous devons « les voir les uns par rapport aux autres : les uns « par rapport aux autres ! oui......, mais par rap- « port à nous? oui, encore. En effet, nous voyons « les objets dans la direction des rayons lumi- « neux à leur entrée dans l'œil, et l'expérience « prouve que l'esprit les place toujours au bout

« de ce rayon prolongé jusqu'à eux, lors même
« qu'il est réfracté avant d'arriver à nous. . .
« . . . . . . . . . . . . . . . . . . . . . . . . . . . . . . . . . . . . . . . .
« . . . *Ainsi donc, voyant les objets dans la direc-*
« *tion des rayons lumineux, au moment qu'ils arri-*
« *vent à l'œil, nous devons les voir en haut, lorsqu'ils*
« *sont peints dans nos yeux par des rayons descen-*
« *dants, et en bas, lorsque leurs images sont réfléchies*
« *par des rayons ascendants.* »

Cette explication du phénomène, dit mon père, est conforme à celle émise par Kepler lorsqu'il découvrit et donna, en 1600, la véritable théorie de la vision [1], qui avait déjà exercé plusieurs illustres physiciens, tels qu'Euclide, Ptolémée, Alhazen et en dernier lieu J. B. Porta.

Descartes chercha à rendre la solution du problème plus sensible, en supposant qu'un aveugle tient dans ses mains deux bâtons croisés appliqués par leurs extrémités libres sur les points supérieur et inférieur d'un objet. S'il pousse le bâton inférieur, il jugera qu'il agit sur le point supérieur de l'objet, et sur le point inférieur, s'il pousse le bâton supérieur [2].

[1] Paralipomènes sur Vitellion.

[2] Il est facile de s'assurer du renversement de l'image au moyen des yeux de lapin ou de pigeon blancs, extraits avec précaution de l'orbite. Si l'on tourne un de ces yeux

L'étude du redressement des images est toute psychologique, c'est l'âme qui voit, et qui voit dans la direction du rayon réfracté, ce qui redresse nécessairement les objets.—On doit donc admettre ce que dit Descartes, dans sa *Dioptrique* :

« Premièrement, à cause que c'est l'âme qui voit, et non pas l'œil, et qu'elle ne voit immédiatement que par l'entremise du cerveau ; de là vient que les frénétiques, et ceux qui dorment, voyent souvent ou pensent voir divers objets qui ne sont pas pour cela devant leurs yeux. »

Descartes explique aussi, dans son *Traité de l'homme*, comment on se fait l'idée des objets que l'on voit; sa description curieuse nous a semblé pouvoir intéresser nos lecteurs, et l'hypothèse de Descartes est, comme on va le voir, on ne peut plus ingénieuse et singulière.

« Mais afin que ces détours ne vous empêchent pas aussi de voir clairement comment cela sert à former les idées des objets qui frappent les sens,

vers un objet éclairé, on en verra l'image renversée, peinte sur la partie postérieure de l'organe. Dans les cours de physique, on démontre souvent les phénomènes de la vision avec un œil artificiel construit sur de grandes proportions.

regardez en la figure ci-jointe (fig. 30) les petits

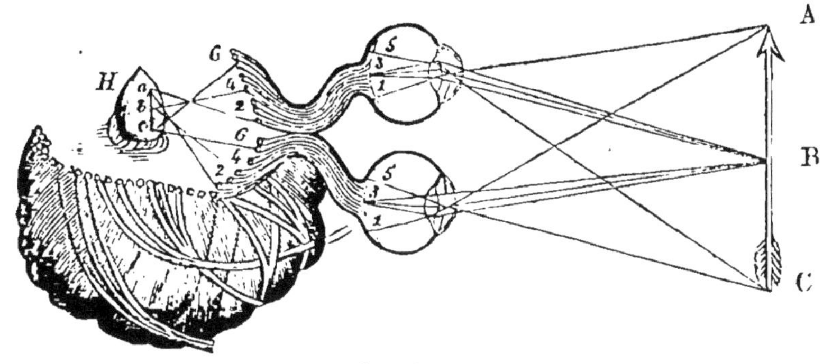


Fig. 30.

filets 1.2, 3.4, 5.6, et semblables qui composent le nerf optique, et sont étendus depuis le fond de l'œil 1, 3, 5, jusqu'à la superficie intérieure du cerveau 2, 4, 6. Et pensez que ces filets sont tellement disposés que si les rayons qui viennent par exemple du point A de l'objet, vont presser le fond de l'œil au point 1, ils tirent par ce moyen le filet 1.2, et augmentent l'ouverture du petit tuyau marqué 2, et tant de même que les rayons qui viennent du point B, augmentent l'ouverture du petit tuyau 4, et ainsi des autres. En sorte que, comme les diverses façons des points 1, 3, 5, sont pressées par les rayons, tracent dans le fond de l'œil une figure qui se rapporte à celle de l'objet A B C, ainsi qu'il a été dit ci-dessus, il est évident que les diverses façons dont les petits tuyaux 2, 4, 6, sont ouverts par les filets 1.2, 3.4, 5.6, ils la doivent aussi tracer en la superficie intérieure du cerveau.

« Pensez après cela que les esprits qui tendent à entrer dans chacun des petits tuyaux 2, 4, 6, et semblables, ne viennent pas indifféremment de tous les points qui sont en la superficie de la glande H [1], mais seulement de quelques-uns en particulier, et que ce sont ceux qui viennent, par exemple du point *a*, de cette superficie, qui tendent à entrer dans le tuyau 2, et ceux des points *b* et *c*, qui tendent à entrer dans les tuyaux 4 et 6, et ainsi des autres.

« En sorte qu'au même instant que l'ouverture de ces tuyaux devient plus grande, les esprits commencent à sortir plus librement et plus vite qu'ils ne faisaient auparavant, par les endroits de cette glande qui les regarde, et que comme les diverses façons dont les tuyaux 2, 4, 6 sont ouverts, tracent une figure qui se rapporte à celle de l'objet A B C, sur la superficie intérieure du cerveau ; ainsi celle dont les esprits sortent des points *a*, *b*, *c*, la tracent sur la superficie de cette glande. »

Cette curieuse définition de l'immortel philosophe est traitée fort longuement dans son *Traité de l'homme*.

[1] Cette glande, dont parle Descartes et à laquelle il fait concourir toutes les sensations, est sans doute la glande pinéale.

# IX

## DES LUNETTES EN GÉNÉRAL

L'utilité des bonnes lunettes ne sera jamais connue comme elle devrait l'être. En effet, dans tous les temps, malgré les avis des plus célèbres médecins, physiciens et opticiens, on a vu ces précieux instruments relégués au nombre des choses les plus futiles. Aujourd'hui nous ne sommes guère plus avancés, et bien peu de personnes veulent croire à l'importance de la qualité des lunettes.

Généralement, que l'on soit myope ou presbyte, dès que la vue réclame l'usage des besicles, *on entre dans la première boutique venue, on essaye quelques verres; puis, sans conseils, au hasard, on arrête son choix sur des verres dont le numéro est rarement bien choisi, et dont la qualité est de nature à altérer la vue.*

D'où vient donc ce peu d'attention? La réponse à ceci est fort simple. on se figure que des lunettes sont chose facile à bien faire, qu'il importe peu de choisir avec précision la force des verres, et puis on voit tant de lunettes de tous côtés, que l'on se procure cet objet comme on s'en procurerait un autre, sans discernement; on risque la perte de sa vue, et on s'en aperçoit quand le mal est fait; alors on commence à comprendre, on se repent; souvent, hélas! il n'est plus temps.

Aux raisons que nous venons d'énoncer nous ajouterons l'appât du soi-disant *bon marché*. Bien des personnes ne s'inquiètent que du prix, lorsqu'elles ont besoin de lunettes. Il leur faut cet objet pour 2 fr., pour 3 fr., et cette inconcevable manie les pousse à se procurer des objets de pacotille, vrais instruments de torture et de douleurs. On ne regarde pas à payer fort cher un objet futile; mais pour des lunettes on voudra du bon marché; on lésinera, et après avoir payé la somme la plus minime, on croira encore avoir fait une dépense énorme! Voilà comment pense la masse du monde, et nous croyons malheureusement qu'il en sera toujours ainsi. Il est vrai qu'il existe une grande quantité de personnes qui ne regardent pas à quelques francs pour avoir de bons verres, mais cela n'est pas général.

Cependant, disons-le, *on peut avoir d'excellents verres pour un prix modique,* et c'est là un avantage que l'on ne pouvait trouver dans les siècles passés.

Après avoir énuméré les erreurs relatives au choix des lunettes, disons aussi que des personnes qui regarderaient à payer un prix modique pour de bons verres trouvent tout naturel de se laisser prendre aux affiches de certains charlatans; alors elles payent des lunettes un prix fort élevé, et plus tard, reconnaissant leur erreur, elles n'attachent aucune importance aux bonnes choses. Pour avoir été trompées, elles se laissent de nouveau aller aux insinuations d'autres charlatans qui débitent des produits de pacotille, à des prix excessivement minimes. Pourtant, il est si facile de se renseigner, de trouver de bonnes maisons, des *fabriques* où les produits ne laissent rien à désirer; il est si facile de voir par soi-même la fabrication des verres et de se rendre un compte exact des choses. *Que le monde en général sache que c'est une grave question que celle des lunettes*, et alors, pénétré de cette vérité, on y regardera de plus près lorsque la vue réclamera cet utile auxiliaire.

Dire que l'on risque de devenir aveugle, en se servant de mauvaises lunettes, n'est pas outrer la chose.

En effet, prenez un numéro trop faible ou trop

fort, des verres mal travaillés, etc., vous pouvez devenir amblyope ou amaurotique. Prenez des verres remplis de bulles, de stries, vous pouvez contracter des paralysies partielles de la rétine, et voir sur les objets des taches noires et de toutes natures. Des verres trop forts favorisent la production de la cataracte, de la mydriase, engendrent des iritis, etc. De mauvais verres colorés peuvent aussi amener des résultats fâcheux pour la vue ; le cristal de roche non *taillé perpendiculairement à l'axe* peut donner naissance à l'amaurose. Tout ce que je cite arrive malheureusement chaque jour. *Que de maladies des yeux n'existeraient pas si on ne se servait que de bonnes lunettes !* A chaque instant, je constate des choses désolantes pour l'humanité ; ainsi la masse des lunettes vendues avec des verres inégaux de force est incalculable ; il en est de même des lunettes armées d'un côté d'un verre isoscèle et d'un verre périscopique de l'autre. Souvent dans une monture un verre périscopique est placé dans la position inverse à celle qu'il doit occuper ; souvent les deux présentent cet inconvénient. J'ai vu aussi des lunettes armées d'un verre concave et d'un verre convexe, bien que la personne fût presbyte, l'œil s'était accommodé, et souvent une maladie grave en était le résultat. La plupart des verres en cristal de roche vendus chaque jour sont mal taillés : souvent l'un est perpendiculaire à l'axe, et l'autre ne l'est pas ; souvent aussi l'axe se trouve sur le côté du verre. Que penser, hélas ! de ce chaos, résultat de l'ignorance et de la cupidité ! Que de victimes ! Que de vues perdues ! Que de verres vendus comme *plans* (sans foyer) qui, étant tout à fait inégaux d'épaisseur, faussent les images !

Je n'en finirais pas si je voulais énoncer les erreurs que peut constater, dans l'exercice de sa pratique, celui qui est à même de voir chaque jour un certain nombre de lunettes de toutes provenances. Si on voulait enregistrer les faits, on ferait certes un volume sur cette matière.

Je résumerai en quelques mots comment on reconnait les bons verres. Les verres bien travaillés sont d'un poli égal, les bords sont francs ; ils sont très-limpides ; placés sur un morceau de papier blanc, ils n'offrent aucune teinte ; regardés par transparence, ils ne montrent aucun point ou bulle, ni aucune strie ; ils sont en crown pur, ils présentent un poli vif, et chaque surface regardée par réflexion est exempte de tout sillon ; les objets vus au travers sont nets et purs. Les mauvais verres, placés sur une feuille de papier blanc, présentent une teinte verdâtre ; leurs surfaces, regardées par réflexion, présentent un poli ondulé; les bords sont arrondis; des points et des bulles existent en les regardant par transparence; ils manquent de limpidité; ils sont en crown commun ou verre à vitres. D'après cet exposé et avec un peu d'attention, on pourra soi-même se rendre compte des qualités des verres de lunettes : c'est déjà un des points importants. Vient ensuite le choix du numéro qui est aussi d'une immense importance et pour lequel nous avons réservé un chapitre spécial.

Afin de montrer que, de tous temps, on n'a cessé de donner des avis sages et savants, nous allons rapporter ici ce qui a été écrit à différentes époques par divers hommes célèbres et compétents en cette matière.

Descartes, dans sa *Dioptrique* (1630), s'exprime ainsi, au sujet des verres de lunettes : « Il est besoin premièrement de choisir une matière transparente, qui, étant aisée à tailler et néanmoins assez dure pour retenir la forme qu'on lui donnera, soit en outre *la moins colorée*, et qui cause le moins de réflexion qui est possible. Et on n'en a point encore trouvé qui ait ces qualités en plus grande perfection que le verre lorsqu'il est fort clair et fort pur, et composé de cendres fort subtiles. Car encore que le crystal de montagne (cristal de roche) semble plus net et plus transparent, toutefois pour ce que ses superficies causent la réflexion de plus de rayons que celles du verre, ainsi que l'expérience semble nous apprendre, il ne sera peut-être pas si propre à notre dessein. »

Dans ce dernier paragraphe, Descartes indique nettement que le cristal de roche est mauvais, et l'on voit qu'il avait deviné la double réfraction découverte plusieurs siècles après. Nous aurons souvent l'occasion de citer cet immortel philosophe dans le cours de cet ouvrage.

Thomin, qui était un artiste opticien, écrivait en 1746 dans un très-bon traité sur les lunettes : « Ces mauvaises lunettes communes dont nous n'avons que trop de débit, et qui sont plutôt capables d'altérer la vue que de la conserver, soit par l'irrégularité de leur assortiment, l'un étant d'un foyer d'un côté, et l'autre d'un autre ; soit par le défaut de douci, soit par l'irrégularité de l'épaisseur de la matière, ou par les défauts dont ces sortes de matières sont communément remplies, tels que sont des fils de verre, des points et des bouillons ; soit enfin par l'irrégularité des bassins, dans lesquels on les travaille ; ajoutez à cela qu'on en fait au moins dix à la fois[1].

[1] Aujourd'hui on en fait cinquante et cent à la fois ; on s'est peu perfectionné !

« Voilà ce qui en fait le bon marché.

« *D'habiles artistes et de bonne foi conviendront avec moi qu'il est moralement impossible de faire plus d'un verre à la fois,* afin qu'il ait toutes les *qualités requises* pour faire un verre parfait.

« S'il y a tant de difficultés à les faire parfaits un à un, on peut juger de la perfection de ceux qui se font à la douzaine; en un mot, si nous ne vendions pas tant de lunettes communes, que nous ne le faisons, le débit des lunettes ne serait pas si grand qu'il est, car depuis que j'en fais le commerce, je m'aperçois que je vends plus de lunettes de différents foyers, à ceux à qui je vends du commun, qu'à ceux à qui je ne donne que du bon, et cela parce que les verres irréguliers font baisser la vue de plus en plus.

« Il est étonnant que l'on estime si peu la conservation de ce que l'on peut bien appeler la moitié de la vie. Il n'en est pas cependant de la conservation de la vue, comme de celle du corps; la finesse des étoffes qui servent à nous couvrir est fort indifférente à la santé, au lieu que celle des verres contribue beaucoup à soutenir nos yeux dans une égale force, en produisant par la régularité de leur travail ce que la faiblesse de la nature commence à leur refuser. Nous avons l'expérience de gens qui se servent depuis dix ans et vingt ans du même degré de la vue, avantage qu'ils n'auraient certainement pas trouvé dans l'usage des verres communs, dont les bords ordinairement, au lieu de nous représenter les objets dans leur situation naturelle, nous les font paraître courbes, avec un cercle d'iris sur toute la circonférence, et causent aux yeux une espèce d'attraction; voilà à quoi on connaît l'irrégularité de ces verres. » On ne peut réellement s'exprimer plus franchement, et indiquer d'une manière plus énergique les défauts des mauvais verres; voilà plus d'un siècle que cela a été écrit, et malheureusement nous en sommes toujours à peu près au même point. Chose bizarre, en 1350 on aurait eu bien de la peine à trouver de mauvais verres de lunettes; en 1862, on ne trouve que cela. Quel progrès!

Beer, dans un *Traité sur la conservation de la vue*, publié en 1808, résume les effets fâcheux des mauvaises lunettes et s'en indigne. « Les lunettes communes travaillées au hasard et faites, pour ainsi dire, à la grosse, de toutes sortes de matières défectueuses, comme de *verre à vitre* ou *verre blanc d'Allemagne*, sont celles dont on a le plus grand débit.

« Mais si le public connaissait les funestes effets qu'occasionne leur usage, il n'aurait garde de faciliter un commerce qui lui est si préjudiciable. Il est certain que ces lunettes sont plus propres à dégrader la vue qu'à la conserver.

« Un verre commun aura quelquefois au centre douze pouces de foyer et dix à la circonférence, outre cela, pour composer une lunette, on l'assortira avec un autre verre, dont la circonférence sera de quatorze pouces de foyer, et le centre de dix, dont il est aisé de conclure le dommage que des yeux faibles, mais d'une égale portée, recevront d'une pareille lumière, qui oblige la prunelle de changer de diamètre à chaque instant. »

Beer termine ainsi : « *Malgré tout ce que je viens de dire contre les lunettes communes, je ne doute pas que le plus grand nombre continue à en faire usage!* Tel est l'empire de l'habitude; mais j'espère que le public intelligent me saura quelque gré des efforts que j'aurai faits pour lui être utile. Je sais que ces lunettes sont celles dont nous avons le plus grand débit.

« *Touché du triste sort d'une infinité de personnes qui en deviennent les victimes, et qui sont réduites à cette extrémité de ne plus tirer de secours ni de leurs yeux, ni d'aucune sorte de lunettes, je n'ai pas hésité à m'élever contre elles.* »

Réveillé-Parise, savant docteur en médecine et oculiste, s'exprime ainsi dans son *Hygiène ocu-*

*laire*, et sa pensée énergique devrait certes être réalisée :

« Tout ce que nous venons d'exposer n'a rapport qu'aux verres dont la fabrication est extrêmement soignée. Mais que faut-il penser de ceux de rebut, choisis au hasard, et qu'on rencontre partout? IL NE SERAIT PEUT-ÊTRE PAS INDIGNE DE L'ATTENTION DES MAGISTRATS D'ÉTENDRE LEUR VIGILANCE SUR CET ARTICLE IMPORTANT DE LA SANTÉ DES CITOYENS, surtout pour les lunettes ordinaires.— Séduits par le prix peu élevé de ces instruments, la plupart des personnes qui les achètent ne réfléchissent pas qu'elles y mettent, en effet, une valeur inestimable, puisqu'elles les payent de la perte de l'organe le plus précieux. »

Rognetta, qui était un savant docteur oculiste, résume ainsi son opinion : « Les verres doivent être très-limpides, incolores, polis, sans inégalités ni bulles, ni stries, ni grains. Ils doivent faire voir nettement les objets sans fatigue et sans exagérer les dimensions; ceci est de rigueur. »

M. Michel Lévy, dans son savant *Traité d'hygiène publique et privée,* page 289, tome II, indique en peu de mots l'importance du choix des verres :

« *La perfection de la courbure fait le mérite des verres; aussi ne doit-on les demander qu'à des opticiens vraiment experts*, car l'acheteur ne peut vérifier l'exactitude de la taille. *S'adresser à l'aventure aux marchands de rencontre ou sans notoriété justement acquise, c'est risquer sa vue*, et le danger, comme le remarque M. Desmarres, est d'autant plus grand qu'on doit faire un usage plus assidu de lunettes. »

Voici du reste l'opinion émise par M. Desmarres, l'un de nos plus célèbres docteurs oculistes, dans son savant *Traité des maladies des yeux* : « La matière avec laquelle on fait les meilleurs verres de lunettes et qui seule est employée pour les objectifs de télescopes et pour les verres de microscopes est le crown-glass. Seul il résume les conditions de limpidité et d'inaltérabilité nécessaires. » Plus loin, il ajoute : « *De la perfection de la courbure dépend la bonté du verre, mais comme celui qui achète des lunettes ne peut vérifier l'exactitude de la taille, il faut qu'il s'adresse à un bon opticien pour être sûr que les verres soient bons. Il aventurerait fortement sa vue s'il achetait de ces lunettes qu'on colporte partout*, et qui sont presque toujours défectueuses; le danger serait d'autant plus grand qu'il devrait en faire un usage plus assidu. »

M. le docteur A. Magne, l'un de nos plus savants oculistes, s'exprime ainsi dans son excellent livre sur les maladies des yeux, et certes il a parfaitement raison de déployer toute l'énergie qu'il met à combattre des erreurs malheureusement trop enracinées. « Pour qu'un médicament agisse, ne convient-il pas qu'il soit administré à propos ; qu'il soit exempt de toute falsification, et que le pharmacien qui le prépare, tout aussi bien que le médecin qui le prescrit, ait donné toutes les garanties désirables de capacité ?

« La société l'a décidé ainsi, et la loi qui représente les intérêts de la société a réglé la série des épreuves à subir.

« Mais les lunettes ne constituent-elles pas un véritable remède dans toute l'acception du mot? Si nous considérons les boutiques d'opticiens, ne reconnaissons-nous pas dans l'acheteur, le patient; dans le vendeur, le médecin et le pharmacien.

« Quels sont donc les titres de ces hommes? Par une incurie inconcevable, la société s'est trouvée jusqu'à présent à leur merci.

« La vente des poisons est prohibée, mais n'est-il pas jusqu'à un certain point empoisonné, celui qui reçoit de l'opticien un instrument auquel il devra, dans un temps plus ou moins éloigné, la perte de ses yeux ?

« Car il faut bien le dire, sur cent opticiens, *ou se disant tels*, plus de quatre-vingt-dix ne savent même pas de quelle façon se fait le verre qu'ils exploitent ; bien plus ils ignorent les éléments qui entrent dans sa composition ; que sera-ce, si vous venez à les interroger sur les premières notions d'optique ?

« En général, tout le savoir des *marchands de lunettes* se réduit à ceci : que telle case renferme des verres de myopes, telle autre des verres de presbytes. Aussi leur première question a-t-elle pour but de s'enquérir si vous êtes myope ou presbyte ; alors une série de numéros s'étale devant vous, et vous êtes invité à faire un choix.

« C'est ainsi que la vue se trouve compromise, tantôt par un foyer inopportun, tantôt par une inégalité entre les deux verres, tantôt par la coloration défectueuse. »

Le tableau que M. le docteur Magne a tracé est réel, et c'est, comme nous l'avons dit, au public de faire la différence du *marchand de lunettes* avec l'*opticien véritable* qui, connaissant l'optique et fabriquant ses verres dans ses ateliers, doit, s'il s'occupe sciemment de la partie des lunettes, avoir des notions sur les maladies des yeux, afin de savoir discerner s'il faut ou non délivrer des lunettes, ou soumettre la personne à l'examen d'un docteur oculiste. Nous insistons donc sur ce point : *qu'un bon opticien doit avoir des connaissances générales sur les diverses maladies des yeux, de même que le médecin occuliste doit posséder des connaissances optiques fort étendues.* Du reste, nos célèbres docteurs connaissent parfaitement cette branche si remarquable de la physique.

Pour ce qui regarde le travail des verres, M. le docteur Magne s'exprime ainsi : « On travaille le verre soit à la mécanique proprement dite, soit au bloc, soit à la main. Les deux premiers procédés sont incapables d'offrir le poli et la régularité que les oculistes réclament ; l'intelligence de la main l'emporte de beaucoup, quant à l'optique du moins, sur la mécanique. Je n'en veux pas d'autres preuves que ce fait connu de tous : jusqu'à présent, un bon objectif de télescope n'a pas encore pu être le résultat du travail d'une mécanique. Malheureusement pour les yeux, le travail de la main ne va pas à toutes les bourses, et nous ne sommes pas encore arrivés au jour où le bon et le bon marché ne feront qu'un. » Ainsi que je l'ai déjà dit, aujourd'hui on peut, pour les verres de lunettes, avoir d'excellents produits pour un prix modique ; de ce côté, la question est donc résolue.

Je terminerai ce chapitre en notant l'opinion émise par mon père, Charles Chevalier, dans son *Manuel des myopes et des presbytes*, publié en 1841, ouvrage théorique et pratique sur les lunettes, le premier sur ce sujet qui parut au niveau des connaissances modernes, et qui fut le résultat de recherches laborieuses et savantes. Du reste, cet ouvrage est encore aujourd'hui au niveau des connaissances actuelles. Voici comment mon père s'exprime :

« Ceux qui fabriquent des verres de lunettes avec négligence sont coupables; mais lorsqu'ils travaillent mal pour travailler vite et vendre moins cher de mauvais produits, ils sont doublement coupables, car il s'agit ici de l'instrument le plus important dont la science ait doté l'humanité. Qu'ils se rappellent l'opinion de Priestley, juge compétent s'il en fut jamais en pareille matière. Ce physicien, et il n'est pas le seul, pensait avec raison « que le télescope et le microscope doivent « être rejetés au nombre des superfluités de la vie « lorsqu'on les compare aux lunettes[1]. » Nous partageons entièrement cette manière de voir, et que l'on ne s'étonne plus de nous entendre flétrir si souvent les honteuses spéculations enfantées par la cupidité.

« Si les courbures des surfaces lenticulaires ne sont pas parfaites, les effets qu'elles produisent ne peuvent être parfaits. N'est-il vraiment pas inconcevable qu'on cherche à rétablir les fonctions d'un organe si exact avant son altération, et con-

[1] Epigraphe du *Manuel des Myopes et des Presbytes*, de Charles Chevalier.

struit avec une si admirable sollicitude, par un instrument façonné sans aucun soin et qui doit cependant lutter avec l'œuvre de la nature?

« Lorsqu'une lentille convexe est convenablement travaillée, elle doit représenter exactement deux segments d'une même sphère ou deux sphères différentes, adossées par leurs surfaces planes et placées sur le même axe. Alors seulement elle donnera à son foyer une image nette de l'objet soumis à son action. Si tous les points de l'une des surfaces convexes n'appartiennent pas à la même sphère, chaque variation de courbure produira une réfraction particulière, il y aura autant de foyers différents et par conséquent autant d'images. « Ces « imperfections rendent la vision distincte impos- « sible, un tel verre doit être rejeté; mais on s'en « garde bien et ce sont précisément ceux qu'on « ne craint pas de colporter dans les rues de Paris « et dans les campagnes. »

# X

## DE LA PRESBYOPIE

OU

## PRESBYTIE

Chacun sait ce que l'on entend par vue presbyte[1] ou vue longue, et l'on sait aussi que ceux qui possèdent ce genre de vision aperçoivent les objets à de grandes distances, tandis que de près ils ne peuvent rien voir, car les objets paraissent plus ou moins troubles.

Dans le chapitre réservé à la théorie de la vision, nous avons expliqué pourquoi la vision des objets rapprochés n'était pas parfaite dans l'œil presbyte. Les causes qui produisent cet inconvénient visuel résultent de l'aplatissement de la

[1] De πρέσβυς, vieillard.

cornée transparente, de la diminution du volume de l'œil, du changement de densité du cristallin, et aussi des humeurs aqueuse et vitrée.

On croit généralement que la presbyopie est l'apanage de la vieillesse; cependant, bien qu'elle se montre plus généralement dans un âge avancé et lorsque l'on a, étant jeune, possédé une *vue longue*, elle est aussi très-fréquente chez les jeunes personnes, cela tient sans doute aux habitudes sociales et aux excès malheureusement si répandus aujourd'hui. On ne devra pas confondre la presbyopie avec l'asthénopie, ou fatigue de l'accommodation ; dans un chapitre spécial nous traiterons de cette affection, afin que chacun sache bien distinguer ces différentes sortes d'affaiblissement de la vue.

Les causes prédisposantes à la presbyopie sont l'habitation dans les endroits sombres, dans les pays à grands horizons, l'application au travail sur de petits objets quand on possède une vue moyenne, l'usage des loupes, des microscopes et des instruments d'optique. Ainsi Leuwenhœk, Swammerdam, célèbres naturalistes, sont morts presque aveugles. L'immortel Cassini avait perdu la vue : on sait que cet illustre astronome fonda notre observatoire. Arago, Newton étaient presque aveugles sur la fin de leurs jours. Herschell avait aussi la vue affaiblie, car souvent il restait un temps infini l'œil appliqué au télescope, ainsi il regarda neuf heures de suite pour découvrir les satellites d'Uranus.

Les signes de la presbyopie sont faciles à constater : ainsi lorsque l'on veut lire ou regarder de petits objets, il arrive que les lettres ou les choses semblent se confondre, puis alors la confusion augmente, tout paraît trouble ; si l'on persiste on ressent des douleurs dans les yeux, un mal de tête est la conséquence de cet exercice ; dans cet état de choses, le presbyte recule instinctivement l'objet qu'il regarde ; pour un moment les choses paraissent nettes, puis les symptômes de fatigue recommencent, le larmoiement et la cuisson surviennent, et il faut alors laisser là tout désir de continuer son occupation. Ces symptômes sont, on le voit, très-faciles à reconnaître ; cependant on fera bien, dès qu'on les ressentira, de prendre conseil d'un docteur oculiste ou d'un opticien distingué, car le remède est le plus souvent l'emploi de lunettes à verres bombés ou convexes, et il faut prendre les plus grandes précautions pour le choix de la force des verres. Nous avons à ce sujet réservé un chapitre spécial, car on peut positivement perdre la vue en prenant un numéro trop fort ou trop faible.

C'est surtout à la lumière artificielle que l'on s'aperçoit que la vision est altérée, car presque tous les presbytes peuvent, le matin, lire pendant quelque temps sans fatigue et sans lunettes. Le presbyte a besoin de beaucoup de lumière pour voir nettement ; il est rare que la lumière vive le fatigue, aussi n'a-t-il que peu souvent recours aux verres teintés. M. le docteur Desmarres dit dans son traité que les verres colorés sont nuisibles aux presbytes ; il a certes bien raison, et si quelques presbytes en font usage, c'est que leur presbytie est compliquée d'une autre affection qui réclame une lumière affaiblie pour la perception parfaite des objets.

La presbyopie est congénitale, de même que la myopie ; on a vu des familles entières atteintes de cette affection.

La vue presbyte tend à s'affaiblir, et l'on est forcé de changer au bout d'un certain temps la force de ses verres ; cependant si le numéro pris au début est bien choisi, on peut conserver sa vue très-longtemps au même degré de force, surtout en suivant les prescriptions que nous indiquerons en traitant du choix du numéro des verres.

Une chose importante à signaler, c'est de ne pas lutter contre la presbytie lorsqu'elle se fait sentir, car l'obstination qui porterait à ne pas vouloir se servir de verres aggraverait l'affection, et tel qui porterait au début du n° 18 serait obligé de prendre du n° 24, s'il avait lutté pendant quelques mois.

M. le docteur Mackensie, dans son savant traité des maladies des yeux, s'exprime ainsi sur ce sujet : « Dans la presbytie on ne doit recourir ni trop tôt ni trop tard à l'usage des verres biconvexes. Beaucoup de personnes nuisent à leur vue en adoptant brusquement l'usage des verres grossissants avant d'en avoir réellement besoin, tandis que d'autres, poussées probablement par le désir de cacher leur âge, s'abstiennent d'y recourir longtemps encore après l'époque où ils leur auraient été non-seulement d'un grand secours, mais auraient même contribué à leur conserver la vue. »

M. Mackensie fait encore observer avec beaucoup de justesse que le presbyte, dont la vue se fatigue vite à la lumière artificielle, doit autant que possible s'abstenir le soir de toute occupation qui exigerait une application soutenue de la part des yeux, telle que, par exemple, l'écriture, la lecture, etc.

Il existe des presbytes comme des myopes, dont la portée de chaque œil est différente ; dans ce cas, on peut porter des verres de différents foyers, mais il faut que la différence soit assez sensible, autrement la vision est moins nette avec des foyers différents qu'avec des foyers semblables. Du reste la plupart des yeux ont une portée égale, et je n'ai pas vérifié cette soi-disant inégalité de portée des yeux que quelques personnes signalent comme une chose générale. J'ai vu souvent des choses fort singulières, ainsi M. J... avait un œil myope et l'autre presbyte au même degré, la vision était très-distincte, l'un compensait l'autre; sept ou huit années plus tard l'œil presbyte devint myope au même degré que l'autre, et M. J... fut obligé de se servir du nº 36 concaves pour voir de loin.

La marche de la presbyopie est assez lente, cependant elle peut survenir brusquement chez les enfants et les personnes convalescentes; on doit alors se garder d'employer les lunettes et prendre conseil d'un docteur oculiste expérimenté. La presbyopie peut tout à coup être remplacée par de la myopie; cela arrive souvent dans le cours de certaines maladies des yeux, telles que des conjonctivites, etc.; la maladie passée, la vision redevient telle qu'elle était auparavant.

Lorsque la presbyopie est prononcée, il faudra avoir recours à l'usage de verres d'un foyer pour les objets rapprochés, et d'un autre foyer pour les objets éloignés. Les humeurs de l'œil deviennent en ce cas si peu denses, que même pour les objets éloignés la vision s'opère confusément, les verres de foyers différents sont donc indispensables[1]. La presbyopie forte est aussi nommée *hyperpresbyopie;* elle nécessite un choix attentif du numéro des verres, fait par un docteur oculiste ou un opticien savant.

C'est Descartes qui a indiqué l'usage des verres de foyers différents ; dans sa *Dioptrique* il s'exprime ainsi : « Et même il n'est pas besoin de se servir de verres différents à chaque fois qu'on veut regarder des objets un peu plus ou moins éloignés l'un de l'autre, mais c'est assez pour l'usage d'en avoir deux, dont l'un soit proportionné à la moindre distance des choses qu'on a coutume de regarder, et l'autre à la plus grande. »

Lorsque la presbyopie est assez faible, on pourra se passer de lunettes et tâcher de s'habituer à lire à la distance de 25 à 30 centimètres. (Nous entendons par presbyopie assez faible celle qui permet de lire à 32 ou 33 centimètres.) On devra aussi ne pas lire ni écrire, ni se livrer à aucun travail minutieux le soir. Si en s'exerçant à lire à des distances rapprochées on n'obtient aucun succès et que la vue se fatigue, il faudra recourir aux verres,

[1] On est quelquefois obligé d'avoir un numéro spécial, pour les distances intermédiaires.

qui, dans ce cas, doivent être choisis avec la plus grande circonspection.

Nous indiquerons ici une erreur grosssière commise par les marchands de lunettes; c'est la confusion qu'ils font de l'asthénopie avec la presbyopie, erreur fatale qui leur fait délivrer des verres convexes trop puissants, qui finissent par causer des troubles visuels très-prononcés et amener même de l'amblyopie.

Nous avons réservé un chapitre pour l'asthénopie; on pourra donc se rendre un compte exact de cette affection. Pour signaler les erreurs qui résultent de ce que jai cité, il me suffira de dire que j'ai vu bien des personnes asthénopes, auxquelles les nos 80 et 72 étaient utiles, porter les nos 20 et 15, qui leur avaient été délivrés comme parfaits. Au bout de quelque temps, elles reconnaissaient heureusement l'erreur dont elles avaient été victimes.

L'hygiène de la vue du presbyte consiste à ne pas travailler à la lumière artificielle, à reposer souvent ses yeux pendant le travail, en retirant ses lunettes et en regardant les objets environnants, puis au dehors à ne jamais exercer sa vue sur des objets très-éloignés, mais tâcher de porter ses regards sur des objets peu distants. Il est entendu que les verres du presbyte seront d'un numéro mathématiquement approprié, et faits suivant les meilleurs procédés; de cette façon, le presbyte peut conserver sa vue et garder indéfiniment des verres d'un même numéro.

On ne doit se permettre l'usage de deux numéros différents que lorsque la presbyopie est prononcée; le numéro pour voir de loin sera toujours de moitié plus faible environ que celui pour lire; à cette règle, il y a peu d'exceptions. Mais on devra, dans la presbyopie légère et moyenne, ne se servir que d'un numéro pour voir les objets rapprochés, pour la lecture, l'écriture, etc. Le même numéro, lorsqu'il est bien choisi, peut servir le jour et le soir, et je ne suis pas du tout d'avis, à moins de cas exceptionnels, de multiplier ainsi les foyers des verres, car si l'on prend un numéro plus fort pour le soir, l'œil s'y accommode, et le numéro qui sert pour le jour devient bientôt trop faible, de là la nécessité de changer les deux numéros, ce qui est loin de fortifier la vue.

Il est facile à l'aide des verres convexes de remédier à la *presbyopie franche*, et si on est guidé par un praticien expérimenté on peut être assuré d'avoir des verres dont la force s'adapte parfaitement à la vue; en d'autres termes, *la vue presbyte est facile à modifier d'une manière précise à l'aide de verres convexes ad hoc.*

*Le presbyte qui fait usage de lunettes appropriées à sa vue doit avoir soin de lire à la distance de trente centimètres au plus;* il doit s'habituer à ne pas s'écarter de cette distance de vision, sous peine d'augmenter sa presbyopie; cette remarque est de la plus haute importance et empêche de recourir aux numéros plus forts.

On craint souvent de prendre des lunettes dans la crainte de paraître vieux, on craint aussi de ne pouvoir s'en passer en en faisant usage; à ce sujet, je rappellerai ce que dit mon père dans son *Manuel des myopes et des presbytes.*

« On ne manquera pas de nous objecter que lorsqu'on s'est habitué aux lunettes, il devient impossible de s'en passer et que l'on s'est conséquemment affaibli la vue, puisqu'on ne peut y voir sans verres comme auparavant! Cette objection, si formidable au premier abord, est tout simplement, qu'on nous permette de le dire, une erreur grossière. Que penserait-on d'un individu dont une jambe se trouverait plus courte que l'autre par suite d'un accident, et qui, après avoir fait usage d'une bottine à talon pour éviter la claudication, ôterait sa bottine et se plaindrait de boiter plus fort qu'autrefois, bien qu'en mesurant la jambe, on lui trouvât la même longueur? Sans aucun doute, on chercherait à lui faire comprendre qu'habitué par l'usage de sa bottine à marcher droit, il a oublié qu'il avait jadis une marche inégale et qu'aujourd'hui, privé de son talon élevé, il lui semble boiter pour la première fois. Il en est de même pour les lunettes. On est myope, on fait usage de verres qui rendent à la vision toute son énergie et quand on dépose momentanément ses lunettes, on redevient myope aussitôt; mais il existe un terme de comparaison qui fait paraître la myopie bien plus prononcée. Avec un peu de réflexion on comprendrait facilement qu'on trouverait encore de la différence, quand bien même la vue se serait améliorée, car on y verrait toujours mieux avec des lunettes. »

Nous renverrons maintenant au chapitre spécial sur le choix du numéro des verres, car il est indispensable de savoir les préceptes relatifs à ce sujet.

Nous ne saurions trop répéter que l'on peut augmenter la presbyopie, soit en ne faisant pas usage de verres, soit en les prenant trop forts ou trop faibles. Avec la crainte de prendre des numéros trop forts, on en prend de trop faibles, et la presbyopie fait des progrès rapides. La plupart des personnes sont victimes de cette erreur si généralement répandue.

En terminant ce chapitre, nous ne saurions trop

insister sur l'avis que nous avons donné précédemment, et qui consiste à ne jamais regarder avec les lunettes choisies pour la lecture, l'écriture, etc., des objets placés au delà de 30 centimètres. Une foule de personnes, en travaillant, négligent cette précaution, et, voulant chercher un objet sur leur bureau, etc., regardent à 50, 60 centimètres, un mètre même. Cette petite manœuvre répétée affaiblit la vue, le numéro adopté pour la lecture ne tarde pas à devenir trop faible; de là la nécessité de le changer si souvent pour les personnes qui ne savent pas ce que je viens d'indiquer. Inutile d'ajouter que l'on ne doit jamais regarder les objets très-distants et les personnes à qui l'on parle, avec les verres pour la lecture. Tout cela peut être assujettissant ; mais si l'on s'en écarte, on affaiblit sa vue d'une façon notable.

Je signalerai aussi une erreur grossière, généralement répandue, et qui perd bien des vues. Cette erreur consiste dans l'habitude qu'ont certaines personnes, d'ajouter devant leurs lunettes, d'autres lunettes, de façon à doubler la force de leurs verres. Cette pratique qu'on rencontre chez les myopes et chez les presbytes, mène tout droit à la cataracte ou à l'amblyopie.

# XI

## DE LA MYOPIE

La myopie[1] est aussi connue par tout le monde que la presbyopie; on la désigne vulgairement sous le nom de *vue basse* ou de *vue courte*.

En effet, chacun sait que les personnes myopes sont obligées pour lire d'approcher plus ou moins considérablement leur livre, et qu'il leur est souvent impossible de reconnaître les acteurs sur la scène, et à quelques pas les traits d'une personne. Ce genre de vue est, comme on le sait, on ne peut plus désagréable.

Nous avons vu que la presbyopie était causée par l'aplatissement du cristallin, de la cornée, etc. Dans la myopie, c'est le contraire; car elle est

[1] De μύω, je ferme, et ὤψ, l'œil.

produite : par la trop grande convexité du cristallin, de la cornée ; par la trop grande réfringence de l'humeur vitrée, de l'humeur aqueuse ; par l'allongement anormal du globe oculaire, et aussi par l'excès de la puissance de l'œil en s'accommodant à la vision des objets rapprochés. Nécessairement, tous ces symptômes ne se manifestent pas ensemble : il suffit que l'un ou l'autre, ou que plusieurs existent pour que la myopie arrive.

Dans le chapitre où nous avons traité de la théorie de la vision, nous avons expliqué la marche des rayons dans l'œil myope, lesquels, se réunissant en avant de la rétine, sont cause de la vision imparfaite. Nous renvoyons donc à ce chapitre pour l'explication de ce phénomène.

Nous allons examiner brièvement chacune des causes anatomiques relatives à la myopie ; nous dirons ensuite quelques mots des causes prédisposantes. Dans tous les cas, nous pourrons déjà signaler que si l'on peut par habitude devenir myope ou presbyte, *il doit être vrai aussi que nous naissons avec une tendance à l'une de ces deux affections qui se développent plus ou moins, suivant les circonstances*. Je n'entends pas dire par là que nous naissions généralement myopes ou presbytes ; mais je crois que les petites différences qui existent dans la vue de chacun portent à faire tel ou tel usage des yeux, ce qui peut déterminer l'une des deux affections précitées.

L'une des causes de myopie qui se présente à l'esprit est la trop grande convexité du cristallin, cela doit être; mais on n'en a pas la preuve, car comment juger après la mort de la forme exacte d'un cristallin, et apprécier les différences de courbures qui peuvent exister entre plusieurs? Il y a là quelque chose de caché, de mystérieux; cependant Meckel, dans son *Traité d'anatomie générale,* dit positivement que les cristallins provenant des yeux d'une même personne ont souvent une forme très-différente. Cela, dit M. Mackensie, pourrait expliquer les différences qui existent dans la force de chacun des yeux d'un même individu. Réveillé-Parise nie que ce soit la trop grande convexité du cristallin qui cause la myopie, pas plus que la convexité exagérée de la cornée; du reste, nous pensons que, pour cette dernière observation, il a tout à fait raison, car la déviation des rayons fournis par la cornée est très-faible, d'autant plus que les faces de la cornée transparente sont presque parallèles. Quant au cristallin, c'est différent, et bien que l'on ne puisse affirmer que des changements de densité et de courbure sont la cause de la myopie, on doit l'admettre.

Le corps vitré peut lui-même varier dans sa densité, ainsi que l'humeur aqueuse; il est évident que cela peut causer la myopie. L'allongement exagéré du globe de l'œil peut aussi donner naissance à la myopie. Lorsqu'elle est congénitale, on peut la considérer comme tenant au raccourcissement naturel des muscles droits, et lorsqu'elle est acquise, à la contraction des muscles droits et obliques. On comprend parfaitement que la myopie peut être congénitale ou acquise; la myopie congénitale est plus commune que celle acquise. Réveillé-Parise admettait, pour cause de la myopie, une affection particulière de la rétine; mais cela n'est nullement prouvé, et la théorie de la trop grande réfringence des milieux de l'œil est encore celle qui présente le plus de vraisemblance.

Une chose remarquable chez les myopes, c'est la dilatation habituelle de la pupille. M. le docteur Mackensie dit à ce sujet que, chez les personnes qui ont une bonne vue, la pupille se contracte pour regarder de petits objets, tandis que chez le myope qui les voit bien, la contraction ne se fait pas, et que cela explique la dilatation pupillaire particulière aux myopes. Chez les myopes, les yeux sont souvent saillants, la cornée est très-bombée. Dans la myopie intense, il y a toujours un strabisme plus ou moins prononcé. Il est pénible de voir le myope voulant apercevoir un objet cligner des yeux, froncer les sourcils et donner à sa physionomie une singulière expression.

Si le myope lit, souvent il promène son nez sur les pages du livre; d'autres sont quelquefois forcés de coucher pour ainsi dire leur nez sur les pages. Si la presbyopie est désagréable, certes la myopie ne laisse pas que d'être insupportable.

Généralement la myopie ne tend pas à diminuer avec l'âge, ceci a été bien des fois remarqué; elle peut accroître si on fait usage de verres trop forts. La myopie peut être acquise par l'habitude de regarder de petits objets, par l'habitation dans les endroits sombres, et par l'usage des verres, alors que la vue n'en réclamait pas l'emploi.

On sait que nos élégants s'appliquent à l'œil le lorgnon consacré, et font usage d'un verre de myope, ce qui leur abîme tout à fait la vue; c'est la mode! Le spirituel Mercier, dans son *Tableau de Paris*, s'exprime ainsi à ce sujet : « Il y a des grimaces de mode; d'excellents yeux dissimulent leur perfection, pour user d'un instrument inutile et qui n'annonce le plus souvent que de l'affectation. N'en est-ce pas une, que celle qui met dans la main de la beauté ce verre qui intercepte le rayon du miroir de l'âme, ce foyer de l'amour, et qui lui enlève ce trait si délicat, que l'art et le caprice ne savent que défigurer?

« Que devient l'expression de cet organe éloquent, lorsqu'on ne peut l'apercevoir qu'à travers un cristal qui le fatigue? »

On a cru observer que la myopie était un signe d'intelligence, un développement marqué de sensibilité vive, et Réveillé-Parise, sans se permettre aucune explication à cet égard, dit qu'il y a cent probabilités contre une qu'un myope n'est point un sot. Je ne pense pas que l'on puisse admettre cela, car bon nombre de gens illustres sont presbytes, et quant à l'esprit, tranchons la question, la vue ne fait rien à la chose.

Parmi les célébrités affectées de myopie, je citerai Delille, le poëte consciencieux et savant, qui sur la fin de ses jours devint presque aveugle par excès de myopie. Homère était myope et l'illustre auteur du *Paradis perdu* avait aussi la vue très-courte. La Mothe, Piron, le chancelier de L'Hospital, partagèrent aussi le sort visuel des précédents. Réveillé-Parise avait remarqué que les quatre grands hommes du dernier siècle étaient myopes, c'étaient Buffon, Voltaire, Montesquieu et Rousseau. Cette remarque prouve combien Réveillé affectionnait les myopes, car il cherchait à prouver l'argument cité plus haut. Du reste, Réveillé était à la fois myope, homme d'esprit et de savoir.

L'immortel auteur d'*Émile* était bien certainement myope; car l'homme à jamais célèbre, Bernardin de Saint-Pierre, dit de lui dans une Étude : « Il ne voyait pas de fort loin et pour apercevoir les objets éloignés, il s'aidait d'une lorgnette ; mais de près, il distinguait dans le calice des plus petites fleurs, des parties que j'y voyais avec peine avec une forte loupe. »

La myopie affecta aussi les grands capitaines, car Napoléon et Frédéric étaient myopes.

Au sujet de la myopie, mon père, Charles Chevalier, s'exprime ainsi dans son *Manuel des myopes et des presbytes* :

« Le plus souvent, cette altération survient sans qu'il soit possible de lui assigner une cause, mais parfois aussi on trouve son origine dans l'usage irrationnel ou l'abus que l'on fait de l'organe visuel. Toutes les maladies qui augmentent la force réfractile des milieux de l'œil, ou son diamètre antéro-postérieur, donnent naissance à la myopie. Elle est encore déterminée par la dilatation habituelle de la pupille; certaines professions, telles que l'horlogerie, la gravure, etc.; l'habitation prolongée dans des lieux sombres, des cachots; l'usage des voiles qui s'agitent devant les yeux. Les mauvaises lunettes jouent un grand rôle dans la production de la myopie; toutefois n'anticipons pas sur ce que nous avons à dire de ces grossiers instruments qui pullulent non-seulement dans les campagnes, mais encore trop souvent dans les grandes villes. Les observations minutieuses trop prolongées doivent être placées au nombre des causes de la myopie qui est souvent héréditaire.

« Personne n'ignore que les conscrits allèguent fréquemment la myopie comme cause d'exemption; on sait aussi qu'ils se rendent myopes volontairement en exerçant peu à peu l'organe à distinguer des corps rapprochés et en faisant usage de lunettes de plus en plus concaves.

« Wollaston modifiait sa vue suivant les circonstances avec une grande facilité, et un peu d'exercice suffisait à cet illustre physicien pour qu'il pût employer les instruments destinés à des myopes. Il serait curieux d'étudier ce fait et de chercher à découvrir comment il se fait qu'un homme doué d'une bonne vue ordinaire parvienne, en un temps assez court, à modifier ainsi la distance visuelle; cette étude jetterait, sans nul doute, un grand jour sur la théorie de la vision et principalement sur la propriété singulière que possède l'organe de s'accommoder aux changements de distance.

« Ne serait-il pas permis de penser que dans ces différents cas, l'œil subit une modification semblable à celle qu'on observe dans les autres organes dont l'énergie augmente en raison directe de l'exercice qu'on leur impose? Les muscles des bras et des jambes présentent un grand développement chez les ouvriers dont la profession exige l'emploi presque exclusif de ces membres, et ce que nous disons des muscles, on peut l'appliquer également à d'autres parties; pourquoi donc n'en serait-il pas de même pour les yeux? »

Comme nous l'avons vu, la presbyopie se corrige à l'aide de verres convexes (convergents) ou bombés. Dans la myopie, c'est le contraire, on fait usage de verres concaves (divergents) ou creux. Nous renvoyons au chapitre spécial sur le choix du numéro des verres, pour leur application aux différents degrés de myopie.

Les signes qui font reconnaître la myopie sont faciles à distinguer, et consistent dans l'impossibilité de distinguer les objets éloignés, et l'obligation d'approcher plus ou moins les objets rapprochés que l'on veut examiner. On distingue la myopie faible qui permet de lire à 20 cent., puis ensuite la myopie très-forte qui force à regarder à

2 ou 3 centimètres, puis ensuite viennent les myopies intermédiaires à toutes distances.

La myopie faible constitue une vue excellente, car elle permet de voir à une distance peu éloigné de la vue normale, et elle préserve généralement dans un âge plus avancé de la presbyopie, qui, comme on le sait, est une chose très-désagréable.

La myopie forte fait le désespoir de ceux qui en sont atteints, et certes c'est à juste raison.

Les myopes ont moins vite recours aux lunettes que les presbytes, cela s'explique, car ils se passent encore de voir de loin, ayant la faculté de bien voir de près.

Lorsque les myopes font usage de lunettes, ils prennent généralement un numéro trop fort, puis ils l'augmentent brusquement, et ils s'altèrent ainsi la vue d'une façon notable.

Lorsque la myopie est très-prononcée (hypermyopie), on devra avoir deux numéros différents, pour voir de loin et de près; ces derniers seront de moitié moins forts que les premiers, c'est l'inverse pour les presbytes.

Les verres concaves augmentent certainement la myopie, et cela sera facile à comprendre. Avançons d'abord *que le myope ne peut avec des verres concaves avoir une portée de vision égale à celle dite normale*, qu'à la condition de se servir *de ver-*

*es d'un numéro trop fort*, ce qui le fatigue, altère a vue, et le met dans la nécessité, au bout de uelque temps, de prendre un numéro plus élevé, t par conséquent d'augmenter sa myopie jusqu'à e que des troubles visuels se manifestent.

C'est pourtant une chose désolante, mais le ıyope se trouve dans la position suivante à égard de sa vue :

S'il prend des verres qui ne le fatiguent pas, il e distingue pas comme une personne ayant la ue normale; s'il veut jouir de la faculté précitée, faut qu'il fasse usage de verres trop forts, lui apetissant les objets et l'éblouissant plus ou noins.

L'optique ne peut donc remédier à la myopie, omme elle le ferait pour la presbyopie. Donc, que aut-il faire lorsqu'on est myope ? Il faut choisir des erres tels qu'ils ne fatiguent pas ; dans cette conlition, ils ne permettront pas la portée de vision ıormale, mais au moins ils ne forceront pas la vue, uis il faudra n'en faire usage que lorsqu'il sera ıtile de distinguer les objets; on n'en fera pas ısage pour lire, à moins que l'on ne soit atteint l'une myopie très-forte, qui rende le travail impossible ou gênant en raison de l'obligation d'approcher les choses que l'on veut regarder.

L'usage constant des lunettes dans la myopie

me semble donc une mauvaise chose; le mieux est d'avoir un pince nez pour s'en servir accidentellement.

Je le répète : dans la myopie, mieux vaut se condamner à ne pas y voir parfois les objets éloignés, que de se perdre la vue par l'usage intempestif des verres concaves.

Dans le chapitre du choix du numéro, nous insistons sur ce point que le myope a tendance à prendre un numéro trop fort, et nous donnerons des détails très-minutieux à ce sujet.

La myopie légère peut être guérie par l'exercice méthodique des yeux, en lisant des caractères un peu gros et en s'exerçant plusieurs fois dans la journée à reculer graduellement le livre. Le docteur Rognetta, le docteur Mackensie, ont obtenu de bons résultats avec cette méthode.

L'hygiène de la vue du myope consiste à faire usage de verres concaves bien choisis, et aussi faibles que possible, à n'en faire usage que lorsqu'il y a nécessité, à exercer sa vue sur de gros objets, et à porter au dehors, lorsque la lumière est intense, des lunettes avec des verres plans enfumés de teinte moyenne, car la lumière fatigue beaucoup les myopes.

La myopie est une modification de l'organe visuel qui demande à être examinée sérieusement, et pour le traitement de laquelle on ne doit se livrer qu'à un docteur oculiste ou à un opticien expérimenté. On ne saurait, je le répète, prendre trop de soins dans le choix de la personne de laquelle on doit réclamer des conseils.

# XII

## DES DIFFÉRENTES FORMES

QUE L'ON DONNE AUX VERRES

et de

## LEUR GRADUATION

Nous avons déjà examiné la question du travail des verres; dans ce chapitre, nous indiquerons les meilleures formes que l'on doit employer pour les verres de lunettes, et comment on les a gradués.

On distingue dans l'usage général deux sortes de verres : ce sont ceux *isoscèles* et ceux *périscopiques*.

Les verres dits *isoscèles*, comme leur nom l'indique, ont leurs *courbures égales*, fig. 3 et

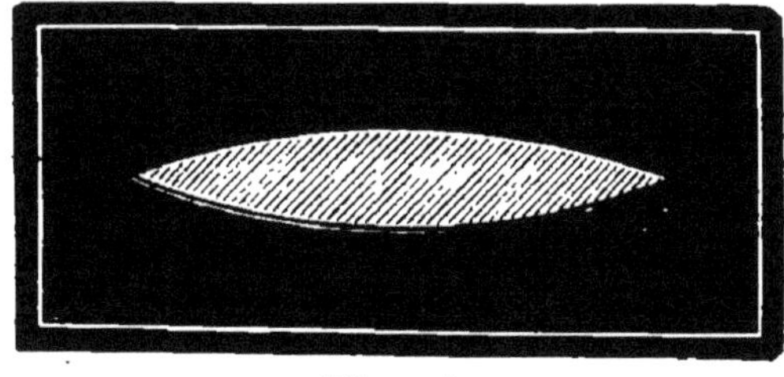

Fig. 3.

fig. 32. — Les verres périscopiques de περὶ, au-

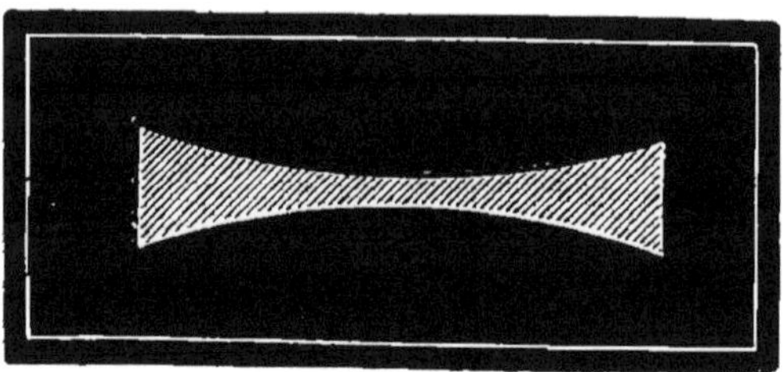

Fig. 32.

tour, et σκοπέω, voir, ont des courbures inégales.

Le verre convexe fig. 33, présente la plus forte

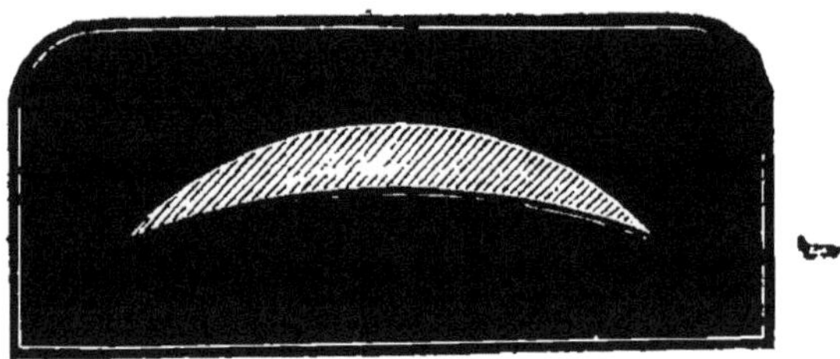

Fig. 33.

courbure à l'extérieur, tandis que c'est le contraire pour le verre concave, fig. 34.

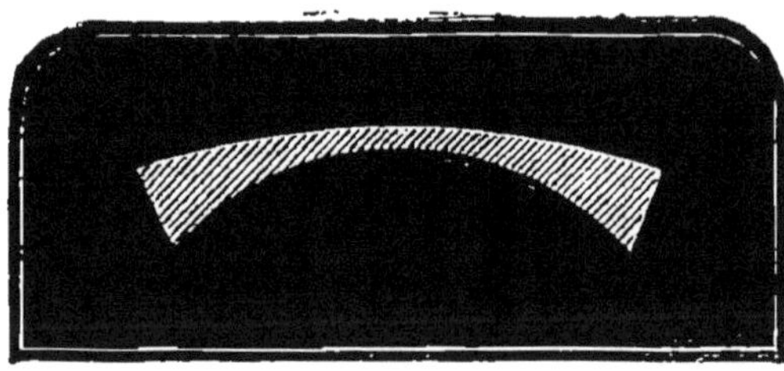

Fig. 34.

Les verres les plus employés sont les verres

isoscèles; cependant, disons-le, ce ne sont pas les meilleurs, car les verres périscopiques valent mieux sous tous les rapports.

Les verres périscopiques pour la presbyopie sont préférables à tous les autres, pour la lecture, l'écriture et pour les objets éloignés. Pour la myopie il en est de même, et s'il arrive qu'un myope ou un presbyte trouve que les verres isoscèles le font mieux voir, c'est qu'il est déjà habitué à cette forme de verres; dans ce cas, il sera difficile de lui en donner d'autres, car l'œil s'est accommodé d'une manière si intime, qu'il sera inutile d'insister.

Je ne sais pourquoi certains auteurs ont blâmé les verres périscopiques; car il est connu en optique, qu'à force égale une lentille périscopique donne une netteté plus grande, sur une surface donnée, que ne pourrait le faire une lentille isoscèle; pourquoi donc hésiter, quand l'expérience vient même en matière de lunettes confirmer ce fait acquis?

Cependant M. le docteur Mackensie, dans son savant *Traité des Maladies de l'œil*, traité si justement apprécié, dit d'après M. Nicholson, que les verres de lunettes périscopiques donnent plus d'aberration de sphéricité et de réfrangibilité que les verres isoscèles.

Vraiment nous ne comprenons pas trop pourquoi cette remarque, qui est en contradiction avec l'opinion savante généralement admise. Pour nous, en suivant l'avis de gens célèbres tels que Descartes, Wollaston, Biot, nous dirons que les verres périscopiques sont les seuls capables d'être employés utilement pour les lunettes, car ils donnent une netteté égale pour la perceptibilité des objets, tandis que les verres isocèles, qui sont doués à un beaucoup plus haut degré d'aberration sphérique, ne donnent qu'une netteté centralisée, d'autant plus grande que la force ou le foyer des verres diminue.

L'immortel Wollaston popularisa les verres périscopiques, et c'est à lui que l'on en doit l'introduction parmi nous; c'est à lui que l'on doit la démonstration de leurs avantages; mais avant lui ils étaient connus, et notre grand philosophe Descartes, qui vivait en 1650, les figurait dans sa *Dioptrique,* bien qu'il voulait donner aux verres des courbures hyperboliques, ce qui est pratiquement impossible.

Du reste, nous extrairons du *Manuel des myopes et des presbytes* de mon père, Charles Chevalier, ce qu'il dit des verres périscopiques, et la traduction qu'il a faite du mémoire de Wollaston; c'est mon père qui donna le premier cette traduction, afin que chacun pût s'édifier.

« En France comme en Angleterre, ce genre de verre eut ses partisans et ses détracteurs; M. Cauchoix fut le premier qui, en 1813, construisit à Paris des lunettes périscopiques; M. Biot les essaya, reconnut leurs qualités et en fit l'éloge dans une lettre écrite au *Moniteur*, du 21 septembre de la même année. Un tel suffrage suffisait pour populariser les verres périscopiques, mais la routine et une critique souvent passionnée empêchèrent leur adoption; aujourd'hui peu de personnes en font usage, et pourtant ces lunettes sont vraiment utiles et possèdent les avantages reconnus par Wollaston. D'ailleurs, si l'on examine attentivement la disposition des milieux situés au-devant du cristallin, on reconnaîtra que la cornée et l'humeur aqueuse réunies ont la forme d'un ménisque. Au surplus nous donnons ici le mémoire du célèbre physicien anglais, chacun pourra juger. »

*Sur un perfectionnement dans la forme des verres de lunettes, par W. H. Wollaston.* (Consigné dans le 17e volume du *Philosophical magazine*, p. 327, Janvier 1804.)

« Les personnes qui emploient des lunettes, surtout à court foyer, ont dû remarquer que les objets ne paraissent bien distincts que lorsqu'on les voit par la partie centrale du verre; quand le rayon visuel E C, fig. 35, est très-incliné par rap-

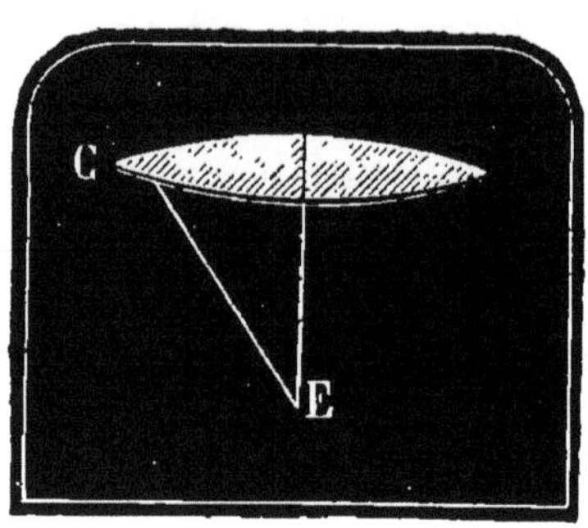


Fig. 35.

port aux surfaces du verre, les objets paraissent contournés et ce défaut est d'autant plus sensible que le rayon est plus oblique.

« C'est ce qui a conduit quelques opticiens à construire récemment et à préconiser des verres d'un diamètre plus petit que d'habitude; ils pensaient que les parties extrêmes du champ de vue (que leur peu de netteté rendait inutiles) pouvaient être retranchées sans beaucoup d'inconvénients; mais à peine était-il permis de considérer comme une amélioration ce changement de dimensions de verres, puisqu'à un défaut, il en substituait un autre à peine moins considérable.

« Il semble vraiment extraordinaire, que durant cinq cents ans écoulés depuis l'invention des lunettes, la théorie ou le hasard n'aient produit aucune modification importante dans leur construction primitive.

« Huygens (*Dioptr.*, pr. XXVIII) avait reconnu qu'au lieu d'avoir comme d'habitude des courbures égales sur leurs deux faces, les verres devaient avoir les courbures de leurs surfaces opposées, dans la proportion de 6 à 1, car il avait démontré que c'était la meilleure forme pour les objectifs des télescopes.

« Le docteur Smith (*Traité d'Optique*, p. 258) rappelle cette opinion d'Huygens, et dit : « Conséquemment, cette forme de verre est la meilleure pour les lunettes, et la lentille biconcave de même figure, jouit des mêmes avantages pour les vues courtes.

« Mais quoiqu'il puisse être très-vrai que, pour les objectifs des télescopes, cette forme de verre fût la mieux calculée avant la découverte célèbre de l'objectif achromatique de Dollond, cependant quels que soient les avantages qu'on puisse attendre de ces objectifs, on ne pouvait espérer obtenir un résultat semblable en construisant de la même manière les verres de lunettes, comme on peut aisément s'en convaincre en considérant les divers usages des deux instruments.

« Et d'abord, avec le télescope notre vue est resserrée dans un espace fort étroit des deux côtés de l'axe optique ; en second lieu, toutes les portions de l'objectif contribuent à la netteté de l'objet qu'on observe.

« Ce n'est que dans ces circonstances que les proportions et courbure ci-dessus mentionnées pourraient être utiles pour un objectif simple, étant capables de réunir en un même foyer les rayons qui tombent sur tous les points parallèlement à l'axe.

« Avec les lunettes, au contraire, les objets doivent être vus, s'il est possible, dans toutes les directions où ils peuvent être visibles à l'œil nu, ce qui est souvent bien au delà du centre des verres; donc, la combinaison destinée à ne représenter correctement que les objets vus par le centre, ne peut être la meilleure.

« Dans cet instrument, la portion de verre employée, est à peine plus grande que la pupille, de manière que toute tentative destinée à faire concourir *toutes les parties* d'un verre à un seul et même effet est évidemment inutile; on peut même démontrer qu'elle est nuisible.

« Je propose donc de remédier aux imperfections qu'on remarque dans les verres de lunettes employés jusqu'ici, en suivant un principe suggéré par cette dernière considération et qui nous permettra, au moyen d'une construction nouvelle, de voir bien nettement les objets placés dans toutes les directions.

« La modification est très-simple et se comprend sans peine. Supposons un œil placé au centre d'une sphère creuse en verre, il est évident qu'il verra les objets placés dans toutes les directions, *perpendiculairement* à la surface de la sphère. Conséquemment, plus un verre de lunettes entourera l'œil comme une surface globulaire, plus toutes ses parties formeront un *angle droit* avec la ligne visuelle; le pouvoir de ses différentes parties sera uniforme et l'on évitera le manque de netteté des objets latéraux[1].

[1] Il est évident, pour un mathématicien, que tout rayon qui ne passe pas par le centre d'une lentille, ne peut être perpendiculaire à ses deux surfaces; mais il est également vrai que lorsqu'un *petit* pinceau oblique forme des angles égaux avec les deux surfaces d'une lentille mince, l'inclinaison de cette lentille par rapport à chaque rayon est si faible, que sa longueur focale B D, fig. 36, ne différera pas sensiblement de A C, longueur d'un pinceau central.

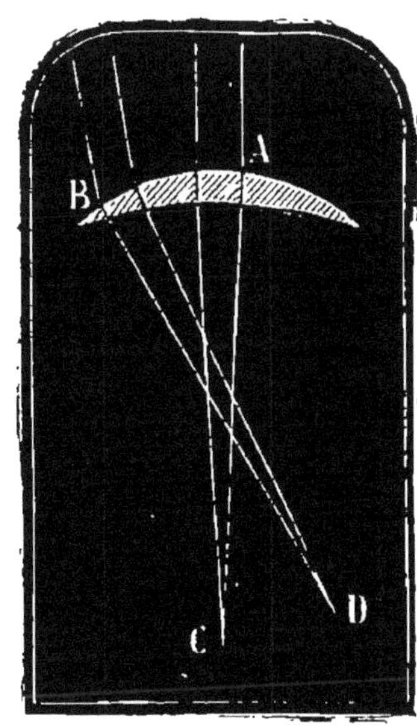

Fig. 36.

« D'après ce principe tout verre de lunette devra être convexe à l'extérieur, concave à l'intérieur. Pour la vue longue, la section aura la forme d'un ménisque ou croissant, fig. 37, et pour les

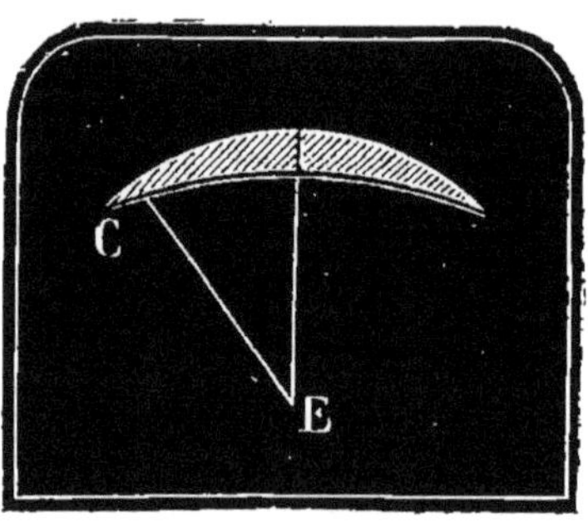


Fig. 37.

vues courtes, la principale courbure sera du côté concave, fig. 38.

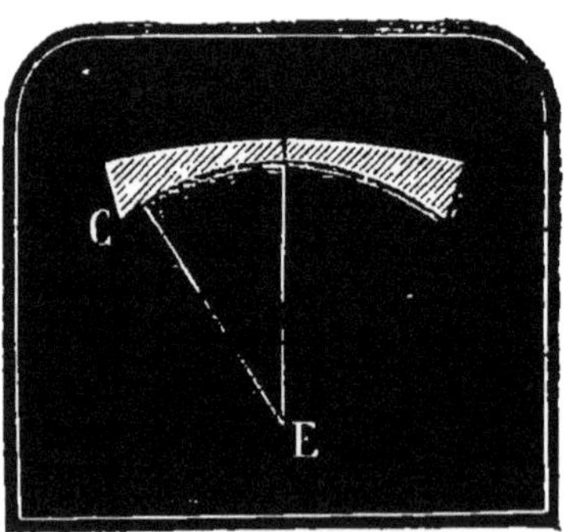


Fig. 38.

« Il me suffit d'ajouter, que les avantages de ce perfectionnement dans la forme des verres de lunettes ont été confirmés par un nombre suffisant d'expériences faites sur diverses personnes, et que dans les cas très-prononcés de presbytie ou de myopie, ces besicles ont une grande efficacité.

« Les mêmes proportions de courbure pour les diverses longueurs focales, que l'on désigne actuellement par des chiffres, ont été rigoureusement calculées et MM. P. et J. Dollond ont entrepris la construction des nouvelles lunettes; un brevet leur en réserve le débit exclusif, leur talent pour la construction des instruments d'optique assure à ce perfectionnement tous les avantages d'une exécution correcte.

« Nous pensons que la faculté que possèdent ces verres, de nous faire voir les différents objets placés *autour de nous*, peut être convenablement exprimée par la dénomination de *lunettes périscopiques.* »

Un opticien anglais, M. W. Jones, adressa au rédacteur du *Philosophical Magazine*, un assez long mémoire où il cherchait à combattre les principes posés par Wollaston, qui ne répondit qu'une seule fois aux attaques réitérées de M. Jones. Cette réponse, imprimée dans le dix-huitième volume du même recueil, est conçue en ces termes :

« J'ai devant les yeux deux verres, chacun de quatre pouces de—*foyer positif*—comme le désire

M. Jones; l'un des deux est un verre biconvexe, que M. J. considère comme le meilleur et le plus efficace que l'on puisse imaginer; l'autre, qu'il regarde comme le plus mauvais pour les lunettes, est concavo-convexe ou ménisque.

« Quand je place le premier en face d'une page d'impression in-8° à la distance la plus favorable pour la vue distincte et que j'approche l'œil du verre, je ne puis, sans peine, lire environ vingt-quatre lignes, mais en substituant le verre périscopique placé dans la même position, je puis distinguer tous les mots de la page qui contient quarante lignes.

« L'augmentation du champ de vue qui résulte de cette expérience suffit pour démontrer évidemment la supériorité des verres périscopiques. Mais si l'on voulait estimer avec plus d'exactitude, les surfaces circulaires que l'on peut distinguer nettement avec les deux lentilles, on trouverait qu'elles diffèrent dans la proportion de 1 à 3, etc. »

Les avantages que présentent les lunettes périscopiques sont, au reste, exactement énumérés dans un article adressé par M. Cauchoix, au *Moniteur* de 1813, n° 350.

« ..... Il paraît donc raisonnable de conclure,
« dit M. Cauchoix : 1° que les verres périscopiques,
« recevant moins obliquement sur toute leur sur-

« face, la lumière destinée à entrer dans l'œil, la « lui transmettent plus uniformément ; 2° que « l'œil est plus tranquille en les employant, qu'en « faisant usage des autres, toutes les fois qu'il se « meut dans son orbite ; 3° que si l'on excepte les « ouvrages qui exigent une parfaite fixité de la « vue, il n'est point de cas où ces verres ne doi- « vent être préférés aux verres ordinaires ; 4° en- « fin, que la différence peut bien ne pas être « aperçue d'abord, mais qu'elle existe réellement « et doit influer à la longue sur la vue. »

Notre devoir d'historien nous impose l'obligation d'observer que les verres périscopiques ou ménisques furent employés en France longtemps avant que Wollaston les eût préconisés ; mais les tentatives des opticiens français n'eurent aucun résultat satisfaisant et, en définitive, c'est au mémoire de Wollaston que les lunettes périscopiques doivent leur véritable existence.

« Martin avait imaginé d'appliquer aux verres de lunettes des diaphragmes destinés à limiter la vision ou, en d'autres termes, à n'admettre les pinceaux de lumière que par le centre de la lentille. On a vu dans le mémoire de Wollaston, le jugement que ce grand physicien portait contre les *visual glasses* ; aussi nous dispenserons-nous d'y rien ajouter.

« Nous avons souvent eu l'intention de construire des verres véritablement achromatiques : il serait possible alors de faire disparaître les aberrations qui se rencontrent surtout dans les courts foyers ; mais nous avons toujours été retenus par la crainte de rendre les lunettes beaucoup trop lourdes ; toutefois, nous n'abandonnons pas cette idée, un jour peut-être, parviendrons-nous à surmonter l'obstacle qui nous arrête et mettre notre projet à exécution.

« Watkins et Smith, opticiens anglais, avaient cherché à remplir la même indication en construisant des verres de lunettes qu'ils nommèrent improprement *achromatiques*. Ils étaient composés d'une lentille convexe et d'un ménisque ou concavo-convexe, mais cette combinaison n'eut pas le succès que se promettaient les inventeurs. »

Après la lecture de ce qui précède, nous pensons que l'on sera suffisamment édifié sur la supériorité des verres périscopiques. Nous ne nous arrêterons pas plus longtemps sur ce sujet, mais nous dirons seulement que dans les lentilles ménisques le foyer est de deux fois le produit des deux rayons de courbure, divisé par leur différence.

Nous ajouterons aussi qu'il existe plusieurs méthodes pour faire les verres périscopiques ; celle qui nous paraît préférable, comme donnant le moins d'aberration possible, consiste à donner à la courbure la plus forte (l'extérieure pour les verres convexes et l'intérieure pour les verres concaves) le tiers de la courbure opposée, laquelle doit être du rayon indiqué par le numéro désigné. Aussi un verre convexe n° 18 aura la courbure extérieure d'un rayon de 6 pouces, et l'intérieure de 18 pouces; un verre concave du même numéro aura la courbure intérieure de 6 pouces de rayon, et l'extérieure de 18 pouces. Ceci est important à signaler, car il se fait beaucoup de verres périscopiques avec de mauvaises courbures, et dans ce cas, les verres isoscèles valent mieux. On voit donc encore ici la nécessité de bien se renseigner en matière de lunettes.

Nous avons vu ci-dessus que mon père, Charles Chevalier, avait eu la pensée de construire des verres achromatiques pour lunettes, car tous ceux dont on se sert décomposent la lumière et irisent plus ou moins les objets. Nous avons eu l'occasion de faire des verres achromatiques (39 et

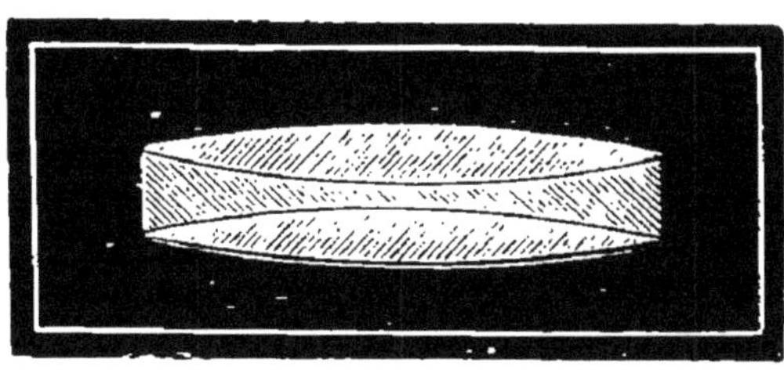

Fig. 39.

40), mais seulement pour certaines personnes

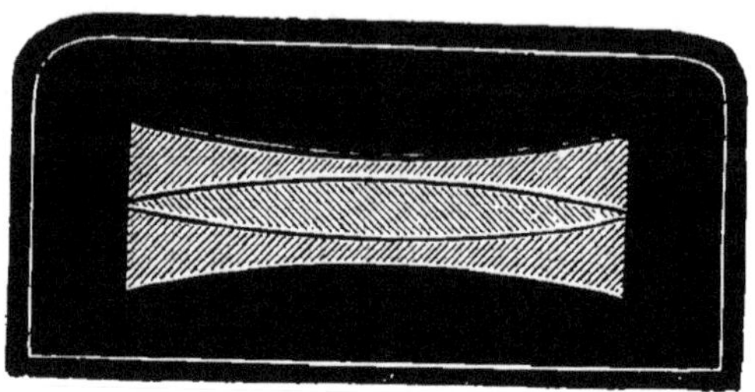

Fig. 40.

dont la vue réclamait des numéros très-faibles, ceux 60 ou 72, car dans les numéros forts, cela deviendrait impossible à cause du poids des verres, cependant, pour la cataracte nous en faisons quelquefois, et les personnes qui s'en servent ne veulent plus ensuite en prendre d'autres, tant la netteté et la pureté des images sont différentes.

L'achromatisme pour les verres de lunettes a été indiqué seulement par mon père; et cette indication est déjà un vrai service rendu, car, dans certains cas, elle peut recevoir des applications.

Je parlerai aussi dans ce chapitre des verres *plans incolores,* qui font voir les objets dans leurs dimensions naturelles, mais qui sont utiles pour protéger les yeux dans diverses professions, telles que la mécanique, l'horlogerie, etc. Ces verres doivent être parfaitement parallèles, afin de ne pas fatiguer les yeux; s'ils ne sont pas parallèles, ils doublent les objets lumineux : c'est donc un moyen facile de vérifier les verres plans.

Le mot *conserves*, qui s'emploie si généralement, s'applique à toutes sortes de verres, lorsqu'ils s'adaptent bien à la vue. Cependant on réserve ordinairement le mot de conserves aux verres colorés plans, c'est-à-dire sans numéros. On devrait se déshabituer du mauvais emploi de ce mot, car cela jette souvent de la confusion dans la conversation.

Parlons maintenant de la graduation des verres. Les verres de lunettes sont classés par numéros indiquant leurs foyers, et comme la courbure d'une sphère est en raison inverse de son rayon, plus le rayon est petit, plus la courbure est forte, *et vice versa*. Ainsi, un verre du n° 20 est plus faible qu'un verre du n° 18; plus le numéro est bas, plus il est fort, et par contre, plus il est élevé, plus il est faible.

Dans tous les traités, on a copié les tableaux de classification des verres, disposés et indiqués par mon père Charles Chevalier, dans son *Manuel des Myopes et des Presbytes* en 1841 ; ce sont ceux qui nous servent et qui sont employés généralement. Les voici tels que mon père les a donnés.

## GRADUATION DES VERRES DE LUNETTES

DE

**Charles Chevalier (1841)**

MYOPIE

| | |
|---|---|
| 1re Série en commençant par le n° 60 employé ordinairement par les personnes qui prennent des lunettes pour la première fois. | 60, 30, 20, 18, 16. Myopie faible. |
| 2e Série dont l'usage est plus général. | 15, 14, 13, 12, 11, 10. Myopie plus prononcée. |
| 3e Série encore employée fréquemment. | 9, 8, 7, 6, 5, 4 1/2, 4. Myopie forte. |
| 4e Série. Vues exceptionnelles, assez rares. | 3 3/4, 3 1/2, 3, 2 3/4, 2 1/2, 2, 1 3/4, 1 1/2, 1. Myopie très-forte. |

PRESBYOPIE OU PRESBYTIE

1re Série. 100, 88, 72, 60, 48, 36, 30, 24, 20. Presbytie commençante.

2e Série, 18, 16, 15, 14, 13, 12. Deuxième degré.

3e Série. 11, 10, 9, 8, 7, 6, 5. Presbytie bien prononcée.

4e Série. 4 1/2, 4, 3 1/2, 3, 2/2, 2, 1 3/4, 1 1/2, 1. Dernier degré.

Jusqu'à présent la graduation des verres de lunettes est encore faite en pouces; ainsi un verre n° 20 est un verre de 20 pouces de foyer. Mon père, dans son *Manuel des Myopes et des Presbytes*, a indiqué l'application du système décimal à la graduation des verres. Cette réforme importante, il n'a pu l'exécuter, car il aurait fallu renouveler tout un matériel, cette réforme a été proposée depuis comme nouvelle; voici donc ce que mon père écrivait à ce sujet en 1841 :

« ON A CLASSÉ LES VERRES DE LUNETTES PAR NUMÉROS QUI REPRÉSENTENT LEUR DISTANCE FOCALE ESTIMÉE EN POUCES. NOUS NOUS OCCUPONS D'APPLIQUER LE SYSTÈME DÉCIMAL AU NUMÉROTAGE DES VERRES. CETTE NOUVELLE CLASSIFICATION PAR CENTIMÈTRES PERMETTRA DE GRADUER PLUS DÉLICATEMENT L'ÉCHELLE OPTIQUE, LA VUE NE POURRA QUE GAGNER A UNE TRANSITION MOINS BRUSQUE; MAIS, POUR UNE TELLE RÉFORME, IL FAUT RENOUVELER EN ENTIER LE MATÉRIEL QUE NOUS POSSÉDONS ACTUELLEMENT, ET CE TRAVAIL, ASSEZ CONSIDÉRABLE, NE POURRA ÊTRE TERMINÉ AVANT L'ANNÉE PROCHAINE. »

Il me semble que la chose est assez claire; cependant cette réforme a été signalée depuis par plusieurs auteurs qui n'en ont pas même indiqué l'origine.

Nous espérons bientôt combler cette lacune et avoir tous nos verres de lunettes gradués suivant le système décimal ; de cette façon les transitions seront moins brusques et il n'y aura pas d'aussi grandes différences entre les numéros. En attendant cette importante réforme, nous y avons remédié en créant une échelle de verres intermédiaires entre tous les numéros existants. Cette graduation est fort importante, car à chaque instant nous trouvons des vues qui, ne pouvant s'accommoder du nº 16 ni du nº 18, y voient parfaitement avec le nº 17. Dans la myopie ou la presbyopie forte, nous graduons de ligne en ligne ; et que l'on ne se figure pas que la chose soit puérile ; au contraire, elle est de la plus haute importance, et résout seule le problème d'adapter à chaque vue les verres qui lui conviennent.

M. le docteur Sichel, dont chacun connaît les importants travaux, dit qu'il a introduît les numéros faibles, mais mon père, en 1841, indiquait les numéros 100, 80, 72, 60 ; mon grand-père, en 1820, les employait aussi ; mon arrière-grand-père, en 1760, avait aussi ces numéros dans sa série de verres. Au reste, les numéros faibles ont toujours été employés. Que M. le docteur Sichel ait introduit les numéros 66 et 54, nous serons les premiers à reconnaître que ce sont deux numéros intermédiaires nécessaires à avoir, mais le plus important était de placer des numéros intermédiaires dans toute la série employée, car, dans les numéros moyens et forts, ces numéros sont de la plus haute utilité, et bien que nous n'aimions pas employer des numéros forts, nous sommes souvent forcés de les indiquer, et MM. les docteurs Desmarres, Magne et Mackensie en parlent dans leurs traités, non pas comme d'un emploi général, mais pour l'usage exceptionnel.

La question des numéros est donc une affaire d'appréciation pour chaque praticien, et certes, si l'on ne possédait que des numéros faibles, bien des gens seraient aveugles. Voici donc l'échelle des numéros intermédiaires que nous proposons pour la myopie et la presbyopie.

## ÉCHELLE DE VERRES INTERMÉDIAIRES

DE

**Arthur Chevalier (1859)**

POUR LA MYOPIE ET LA PRESBYOPIE

| | |
|---|---|
| Myopie ou presbyopie faible. | 90, 76, 66, 54, 42, 33, 27, |
| Myopie ou presbyopie moyenne et forte. | 22, 19, 17. 15 1/2, 14 1/2, 13 1/2, 12 1/2, 11 1/2, 10 1/2. |
| Myopie ou presbyopie très-forte. | 9 1/2, 8 1/2, 7 1/2, 6 1/2, 5 1/2, 4 3/4, 4 1/4, 3 3/4, 3 1/4, 2 3/4, 2 1/4, 1 3/4, 1 1/4. |

Dans la série pour la myopie ou la presbyopie forte, nous graduons souvent par lignes; ainsi nous faisons du 48, du 49, 50, 51 lignes, etc. Avec cette manière de procéder, on peut, nous le répétons, arriver à adapter à la vue le numéro qui convient, tandis qu'avec la série employée, on peut à chaque instant donner ou trop fort ou trop faible. MM. les médecins nous sauront gré, je l'espère, de cette innovation, car elle leur permettra d'indiquer avec exactitude le numéro qu'ils jugeront à propos d'ordonner, tandis que jusqu'à présent on était obligé de prendre souvent à peu près, et l'on sait, d'après ce que j'ai dit, combien cela est funeste pour la vue.

Nous espérons que les conseils que nous avons donnés dans ce chapitre pourront être utiles à un grand nombre de personnes, dont le numéro est mal choisi et qui ne savent souvent pas la cause de la fatigue visuelle qu'elles éprouvent.

Nous indiquerons en terminant le moyen dont nous nous servons pour trouver le foyer des verres, et qui semble souvent incompris par beaucoup de personnes. Chacun sait que si on place sur un verre convexe d'un foyer donné un verre concave du même foyer, cette réunion produit un verre ne grossissant ni ne rapetissant les objets; donc, étant donné un verre convexe ou concave dont le numéro est inconnu, on cherche un verre qui, lui étant juxtaposé, constitue un verre qui produise l'effet cité, et comme les verres qui servent d'expérience sont numérotés, il n'y a plus qu'à lire le foyer.

On pourrait, pour les verres convexes, chercher le foyer au soleil, et le mesurer, mais pour les verres concaves, la chose est plus difficile, aussi nous ne l'indiquerons pas, car elle n'est pas pratique pour les personnes étrangères à l'optique.

On trouve quelquefois des lunettes dans lesquelles on a placé des verres plans convexes ou plans concaves ; cette forme de verres est vicieuse ; et celle qui résulte de courbures inégales ne formant pas un ménisque ne me semble pas non plus convenable pour la vue.

Il nous reste à parler des verres à surfaces cylindriques imaginés par Galland de Chevreux. Cette forme de verres, tout à fait impropre à la construction de n'importe quel instrument d'optique, est tout à fait pernicieuse pour les verres de lunettes, et nous ne saurions trop indiquer que leur usage peut altérer la vue d'une façon tout à fait complète.

Comme il n'est pas juste d'avancer un fait sans donner des preuves, nous allons tâcher de faire comprendre à nos lecteurs pourquoi les verres cylindriques sont détestables pour la vue.

Il est évident que les lentilles sphériques sont plus ou moins entachées du défaut capital nommé aberration sphérique, qui entraîne la déformation des objets suivant le plus ou moins de courbure que l'on donne aux verres. Mais que l'on sache que les verres cylindriques possèdent l'aberration de cylindricité, d'autant plus grande qu'elle existe horizontale et verticale dans ces sortes de verres.

Pour comprendre comment sont faits les verres cylindriques, je supposerai un cylindre que l'on coupera par moitié, dans le sens de la hauteur, de la même façon que l'on fend une bûche de bois; ayant obtenu les deux moitiés, on laisse l'une dans le sens de la hauteur, puis on vient y appliquer l'autre horizontalement; si l'on suppose un verre fait avec telles courbes, on aura donc une lentille cylindrique à surfaces croisées, c'est-à-dire que dans l'une des parties l'axe sera vertical et dans l'autre l'axe horizontal; les deux axes doivent se couper à angle droit.

Tout verre biconvexe cylindrique ou autre peut être considéré comme formé par la réunion de deux verres plans convexes juxtaposés.

Supposons donc deux verres cylindriques plans convexes de même courbure, et pouvant s'accoler par leurs côtés plans, si on les réunit à angle droit on aura un verre semblable aux verres cylindriques employés.

Supposons que l'on prenne le verre plan convexe cylindrique et qu'on le tienne horizontalement, en regardant à travers une page d'imprimerie; les caractères seront agrandis dans le sens perpendiculaire à l'axe de la courbure et plus ou moins troubles.

Maintenant, si l'on applique sur le côté plan de ce verre l'autre moitié à angle droit, en plaçant cette moitié du côté de l'œil, les caractères reprendront une forme assez régulière. Mais on remarque déjà que l'on aperçoit les objets comme si l'on se servait de deux verres plans convexes, dont l'un, celui de l'œil, a sa convexité tournée de ce côté, tandis que dans l'autre, c'est l'effet inverse.

Or il n'en est pas dans les verres cylindriques comme dans ceux sphériques; dans ces derniers, l'axe des deux courbures est unique, tandis que dans les autres il y a deux axes, l'un horizontal et l'autre vertical. Donc dans les verres sphériques une coupe horizontale présentera deux courbures opposées, tandis que dans les verres cylindriques la section présentera une ligne plane opposée à une courbure, puisque les axes ne sont pas semblables.

Ajoutons aussi que dans les verres sphériques l'axe du verre est toujours retenu au milieu des pinceaux de rayons, tandis que dans les autres il leur sont perpendiculaires, l'un en avant du verre et l'autre en arrière. Dans les premiers, les réfractions autour du centre sont symétriques; dans les seconds, la surface convexe dont l'axe est horizontal ayant son côté plan tourné vers l'objet, et celle dont l'axe est vertical ayant son côté plan du côté de l'œil, il en résulte que les aberrations ne sont pas du même ordre; l'effet de chaque surface est dissemblable, les grossissements horizontaux et verticaux ne sont pas pareils; aussi, si l'on tourne un verre cylindrique devant un objet droit, tout paraît déformé, oblitéré.

Ainsi, si l'on regarde un grillage disposé en carreaux réguliers; on voit que ceux qui sont dans un sens parallèle à l'un des axes sont plus ou moins agrandis, que ceux qui leur sont perpendiculaires apparaissent sous la forme de carrés longs; plus ils sont éloignés du centre du verre, plus ils deviennent irréguliers: un cercle paraît ovale; aussi pour les verres de lunettes on ne doit pas les employer, car des déformations continuelles se présentent à cause de l'obliquité des rayons qui parviennent à l'œil, dans les mouvements de rotation du globe.

Ajoutons aussi que les verres cylindriques ne peuvent être construits qu'avec des courbures plus fortes que les autres, pour le même foyer; ils sont donc plus lourds; et, outre l'inconvénient de leur forme, ils présentent encore plus d'aberration que ceux sphériques.

Du reste, le cristalin, les surfaces des milieux de l'œil appartiennent à des courbures sphériques et l'on ne voit pas pourquoi la forme cylindrique serait utile. C'est dans un but d'utilité publique, que nous avons signalé ces faits. Que l'on demande aux physiciens, que l'on s'informe près de nos savants, on verra que leur opinion ne saurait être douteuse à ce sujet.

Nous allons maintenant nous occuper du choix du numéro des verres.

# XIII

## DU CHOIX DU NUMÉRO DES VERRES

Voici un des chapitres les plus importants à consulter, car le sujet que je vais traiter est indispensable à connaître pour les personnes qui ont besoin de recourir aux lunettes, ou pour celles qui en font usage.

En effet, ce n'est pas tout que d'avoir décrit les moyens de fabriquer les meilleurs verres, leur classement par numéros, leurs formes, il faut maintenant préciser le choix du numéro pour telle ou telle vue, de façon à ce que l'adaptation soit parfaite pour le vice visuel à corriger.

Un verre serait-il mille fois excellent, s'il est mal adapté au genre d'affection qu'il doit corriger, il peut devenir le plus pernicieux des instruments. Aussi on ne saurait prendre trop de précautions pour le choix du numéro des verres.

Quand on pense que pour un numéro mal choisi on peut devenir amblyope, amaurotique ou aveugle, c'est-à-dire avoir la rétine ou partie nerveuse de l'œil émoussée ou paralysée, il doit sembler que la plus grande attention doit être portée sur le choix du numéro des verres, et pourtant cela est tout à fait négligé.

Le numéro des verres ne doit être ni trop fort ni trop faible : trop fort, il fatigue vite ; trop faible, on arrive au même résultat, mais plus lentement. Du reste, avec l'échelle des numéros intermédiaires que j'ai indiquée, on peut arriver à adapter pour chaque vue le numéro qui lui convient, en suivant les précautions que j'indiquerai plus loin.

Comment, dira-t-on, un numéro trop fort peut-il faire que l'on devienne aveugle ? La chose est facile à expliquer.

Supposons un presbyte et donnons-lui un numéro trop fort, ce dont il ne s'apercevra pas aussi facilement qu'on le croit, surtout s'il n'est pas habitué aux lunettes ; les premiers jours il ressentira un peu de fatigue, puis l'œil s'accommodera au terrible instrument ; mais une congestion interne de l'œil sera la conséquence du numéro employé ; cette congestion apportera bientôt un trouble dans la vue, puis on aura recours à un numéro plus fort, et ainsi de suite jusqu'à ce qu'une amaurose survienne ou encore une cataracte, car cette dernière maladie est fréquente chez les myopes et les presbytes qui ont fait usage de numéros trop élevés; tel est le tableau fidèle de la marche de la perte de la vue dans le cas d'emploi de numéros trop forts.

Si le numéro est trop faible, l'œil fera des efforts pour voir; ici la congestion se formera plus lentement, mais elle se formera. Un numéro bien choisi ne cause aucune fatigue; bien au contraire, il conserve la vue et empêche l'altération de l'organe visuel. Ainsi donc on devra prendre le numéro qui convient, ni trop fort ni trop faible.

La méthode qui sert à appliquer aux différentes vues le numéro qui leur est nécessaire consiste dans des tâtonnements, des essais, qui doivent être faits par un docteur oculiste ou un opticien expérimenté.

On a construit pour l'adaptation du numéro différents optomètres, parmi lesquels celui d'Young occupe la première place; mais il faut une grande habitude pour se servir de ces instruments; aussi dans l'usage, on ne les adopte pas. On peut par le calcul déterminer le numéro convenable; ainsi on déduit de certaines formules la conséquence suivante :

Pour un presbyte, on mesure la distance à laquelle il lit sans verres ; puis, connaissant la distance à laquelle il doit lire, on multiplie les deux nombres l'un par l'autre, on divise le produit par leur différence, et le quotient sera le numéro convenable. Exemple : Un presbyte qui lit à 24 pouces et qui veut lire à 8, on obtient

$$8 \times 24 = 192$$
$$192 \text{ divisés par } 16 = 12$$

foyer du verre que l'on devra employer.

Pour un myope qui voit nettement à 4 pouces, on aura 4, distance de la vision, multiplié par 11, distance de la vision distincte, produisent 44, que l'on divisera par 7, ce qui indiquera environ le n° 6.

Tous ces calculs donnent des numéros à peu près exacts, mais il sera toujours bon de les vérifier par l'expérience, car il arrive souvent que l'on s'en écarte.

Cependant, ils peuvent servir à donner des lunettes à des personnes éloignées, qui n'ont qu'à mesurer la distance de leur vision distincte pour un caractère imprimé de moyenne grandeur, et qui peuvent de la sorte obtenir des lunettes en rapport avec leur vue.

Voyons, maintenant, comment on doit essayer des verres.

Pour un presbyte, on lui mettra sous les yeux un livre imprimé en caractères de moyenne grosseur, soit celui que l'on nomme le *neuf* en imprimerie, et qui est le plus généralement employé pour les livres, les journaux; on lui demandera à quelle distance il lit sans lunettes, on aura soin de ne pas se placer à un jour trop éclatant, le presbyte reculera alors instinctivement le livre; si la presbytie est très-forte, la vision se fait confusément à toutes distances, mais dans la généralité, le presbyte trouvera une distance où il pourra lire parfaitement. D'après la distance, un homme exercé peut déjà savoir à peu près le numéro qui conviendra, ou du moins la série dans laquelle il se trouve. Cela n'a rien de certain, c'est pour cela que les charlatans sont seuls à dire qu'ils peuvent donner des verres convenables à la seule inspection de la distance visuelle.

On présentera alors des verres au presbyte, on le verra rapprocher le livre, puis on lui recommandera de l'approcher et de l'éloigner, jusqu'à ce qu'il trouve une distance où la perception des objets soit la plus nette.

Si cette distance est d'environ 30 centimètres,

on pourra se contenter du numéro avec lequel on aura vu. Il faut beaucoup insister vis-à-vis de certaines personnes pour leur faire comprendre qu'il est de la plus haute importance de déterminer la distance visuelle distincte, car cela seul peut fixer le praticien qui fait essayer.

Afin de choisir fructueusement un numéro, il faut aller doucement, se reposer de temps à autre ; une fois un numéro adopté, on l'essayera à loisir, et, au bout de deux ou trois jours, on sera complétement fixé sur ses qualités ou ses défauts. On le voit; bien que l'on ait affaire à un praticien habile, il ne peut vous dire avec une certitude parfaite si le numéro est tout à fait adapté à la vue ; l'usage de quelques jours est indispensable, afin de fixer complétement une opinion à ce sujet.

Les lunettes presbytes, bien choisies, doivent faire voir nettement les objets à la distance de *trente centimètres*, ne pas grossir les objets, et ne causer aucune fatigue. Souvent les personnes qui essayent des verres, après que le praticien leur affirme que le numéro est bien adapté, trouvent que les objets sont plus gros ; c'est là une illusion dont il faut se méfier, cela vient tout bonnement de la netteté des images qui est plus parfaite, et de la facilité de perception. Il faut aussi se persuader qu'il faut quelques jours avant de s'habituer à l'usage des lunettes.

Comme il y a moyen, à l'aide de l'échelle de numéros intermédiaires que nous venons d'introduire, d'arriver au choix exact du numéro, on peut préciser qu'il faut prendre exactement le numéro qui convient; cependant s'il y avait malgré cela de l'indécision, on devrait choisir, entre deux numéros, le plus faible.

Rien n'est plus pernicieux, à notre avis, que l'usage de plusieurs numéros ; lorsque la presbyopie est moyenne, un seul numéro bien choisi peut servir à lire, à écrire, aussi bien le soir que le jour. Mais lorsque la presbyopie est forte, qu'il existe de l'*hyperpresbyopie*, alors deux numéros sont indispensables, et souvent un troisième devient utile pour les distances intermédiaires ; seulement, il faut être sobre de numéros, et ne les multiplier qu'avec une extrême prudence.

Dans la presbyopie commençante, on se sert généralement des nos 60, 66, 72, 66, 60, 54, 48, 42, 36, 33, 30 et même 27. — Sans avoir lutté longtemps, on peut débuter par le numéro 48, car si l'on faisait attention à sa vue, on pourrait avec quelques soins éviter l'usage des nos 90 et 80, c'est-à-dire que nous ne croyons guère à l'utilité de verres aussi faibles, excepté dans le cas d'asthénopie.

Il faut avoir soin aussi, lorsque le numéro est choisi, de faire lire aussi bien de petits caractères que des gros, nécessairement en approchant ou éloignant le livre, de façon à voir s'il y a facilité d'accommodation, ce qui arrive dans de certaines limites avec un numéro bien choisi, et d'autant mieux que la presbyopie est moins forte.

Lorsqu'il s'agira de changer un numéro, il faudra prendre les plus grandes précautions. C'est ordinairement le soir que l'on s'aperçoit que les verres, qui jadis donnaient une vision nette, donnent au bout d'un temps illimitable une vision plus ou moins trouble, accompagnée de symptômes de presbytie, semblables à ceux que l'on éprouvait avant de porter des lunettes. Il devient alors nécessaire de prendre un numéro plus fort; il est, disons-le, inutile de passer à des numéros beaucoup plus forts, et souvent le numéro suivant de l'échelle adoptée est trop fort. C'est là l'immense avantage de notre série intermédiaire, et personne ne saurait le contester. Nous sommes nous-même un exemple frappant de cette vérité, et comme presbyte, nous avons été à même d'étudier complétement la question. Ainsi, il y a huit ans environ, nous avons été obligé de recourir à l'usage des verres convexes, et après de nombreux essais faits à des reprises différentes, nous avons adopté le n° 30. Il y a six mois environ, ce numéro devint trop faible ; nous en trouvâmes la cause dans l'exercice immodéré de nos yeux pour la vérification de nos instruments d'optique; de toutes façons, notre n° 30 nous devenait insuffisant ; nous essayâmes alors le numéro suivant qui est le n° 24 ; alors tous les symptômes du numéro trop fort nous assaillirent, et nous dûmes renoncer à en faire usage.

Le parti à prendre était fort simple, nous fîmes tailler dans nos ateliers des verres au numéro 27, et nous eûmes justement le numéro qui nous convenait. Il va sans dire que si nous n'avions pas eu les moyens indiqués ci-dessus, nous aurions été obligé de garder le n° 24 ; mais aux dépens de notre vue ; certes il y aurait eu effort, légère congestion de la choroïde ; au bout de peu de temps, notre n° 24 serait devenu insuffisant ; force nous aurait été de prendre le n° 20, puisqu'il n'y a pas de 22 dans la série ordinaire, et ainsi de suite, jusqu'à des troubles visuels qui nous auraient averti trop tard de notre erreur. Voici des faits concluants, et qui prouvent que l'usage des numéros *intermédiaires*, dans toute la série employée, est indispensable.

Lorsque l'on veut changer son numéro, il faut examiner si les verres ne sont pas rayés; car souvent on change des verres qui, étant remplacés au même degré de force, seraient suffisants.

Si l'on a des doutes sur l'inégalité des yeux, on les masquera simultanément, on se rendra compte de la différence, puis on essayera des numéros de degrés non pareils, après quoi, on les fixera dans une monture, puis on fera regarder, et, en masquant séparément chaque œil, on s'assurera si la personne fixe toujours à la même distance et voit nettement l'objet qu'elle regarde. On peut, pour l'essai des yeux dépareillés de force, avoir un verre noir que l'on place à volonté dans une monture, du côté où l'on veut intercepter la vision. Les séries de numéros des verres déterminés suivant l'âge ne constituent pas, à mon avis, un moyen rationnel ; l'essai seul peut fixer.

Les lunettes à la Franklin seront surtout utiles pour les presbytes qui ont besoin de deux paires de lunettes. Voici comment Franklin s'exprime à ce sujet :

« On conviendra généralement, je suppose, que la convexité propre à la lecture ne peut convenir pour voir à des distances plus éloignées. J'avais

[1] Œuvres posthumes de Benjamin Franklin, p. 173. Édition publiée par W. T. Franklin, son petit-fils.

donc d'abord deux paires de lunettes que je changeais suivant l'occasion, parce qu'en voyageant, tantôt je lisais et tantôt je regardais le pays. Trouvant ce changement ennuyeux et ne pouvant presque jamais le faire assez promptement, je fis couper les verres et réunir dans la même monture une moitié de chacun des deux ainsi qu'il suit (fig. 41). Par ce moyen, comme je porte constamment mes lunettes, je n'ai qu'à lever ou baisser les yeux selon que je veux voir de loin ou de près. Je trouve cela d'autant plus commode depuis mon séjour en France, que les verres qui me conviennent le mieux à table pour voir ce que je mange ne peuvent me servir à voir les figures des personnes qui me parlent de l'autre côté de la table, car lorsque l'oreille n'est pas bien accoutumée aux sons d'une langue, le mouvement de la physionomie de celui qui parle aide à comprendre ; ainsi je comprends mieux le français grâce à mes lunettes. »

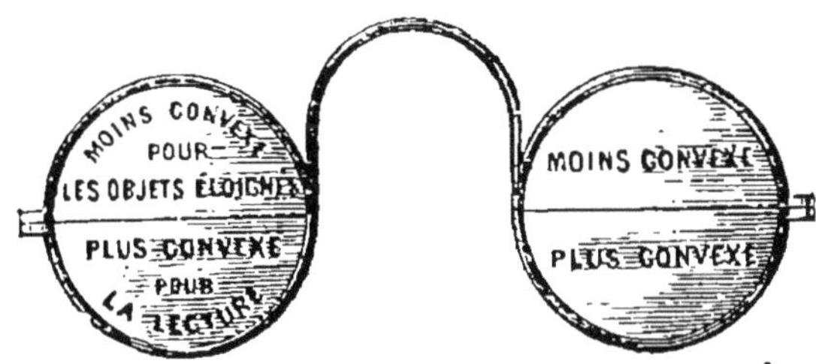

Fig. 41.

Cette disposition si utile à tout le monde est surtout précieuse pour les peintres myopes qui ne sauraient copier un paysage sans faire usage de lunettes à la Franklin. On a encore imaginé pour les artistes d'enlever un segment du cadre qui contient le verre (fig. 42), de telle sorte qu'en

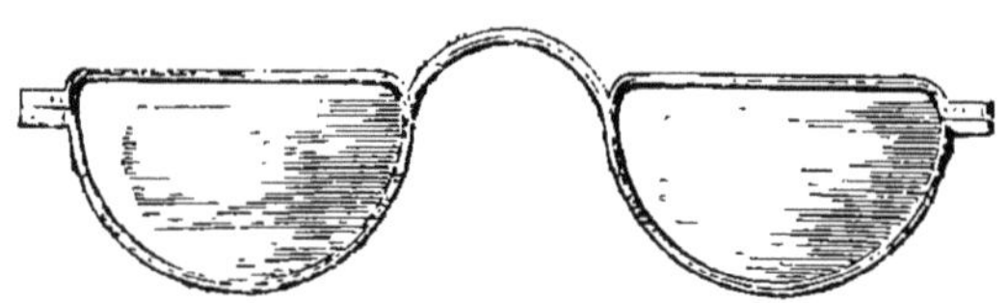

Fig. 42.

plaçant les lunettes dans un sens, on peut voir acilement par-dessus les cadres, et par-dessous en les retournant à l'envers ; on peut par ce moyen appliquer cette innovation aux myopes comme aux presbytes[1]. Pour que les lunettes à double foyer remplissent le but qu'on se propose, il ne faut pas les construire comme le font certains fabricants, qui se contentent de couper un verre en deux parties dont ils forment les deux segments de chaque cercle. En suivant ce procédé, on est assuré de faire constamment de très-mauvaises lunettes. Chaque segment des besicles à la Franklin doit être taillé dans un seul verre,

[1] Je viens d'appliquer cette disposition aux pince-nez.

de telle manière que le centre optique se trouve au centre du segment; ainsi, ces lunettes ont quatre axes, deux pour les segments supérieurs, deux pour les inférieurs.

M. Elkington a fait subir aux besicles à la Franklin une modification assez utile; les deux segments forment en se rencontrant un angle plus ou moins ouvert et l'axe optique vient toujours couper la surface du verre à angle droit (fig. 43).

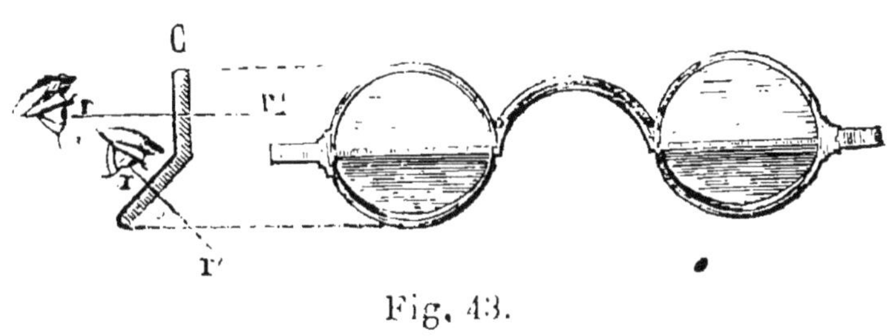

Fig. 43.

On a souvent remarqué les grimaces que font quelques personnes pour voir par-dessus leurs lunettes; les besicles à la Franklin ou tronquées éviteront ces contorsions pénibles et permettront de maintenir les verres exactement à la même place; car pour voir par-dessus, on porte les lunettes sur la pointe du nez, il est impossible que dans cette position, les verres placés trop bas et trop loin de l'œil, puissent avoir leur centre optique dans la direction de l'axe visuel et donner une image à la distance convenable. Les personnes qui voudront voir distinctement à toutes les distances et ne pas fatiguer leurs yeux devront avoir deux paires de lunettes, ou mieux des lunettes à la Franklin ; si la myopie n'est pas très-prononcée, elle retireront leurs besicles pour voir de près.

Beaucoup de personnes craignent de prendre des lunettes trop fortes et, dans cette appréhension, ne veulent se servir que de numéros faibles, beaucoup trop faibles pour leur vue et qui ne leur donnent qu'un demi-résultat. Qu'elles se persuadent donc bien que de bonnes lunettes, bien choisies, doivent autant que possible rendre à la vue son énergie primitive. D'ailleurs on sait déjà que l'application immédiate des numéros convenables retarde les progrès de la myopie, favorisés par les efforts que l'œil doit faire pour remplir ses fonctions; dès lors, il est clair qu'en diminuant l'altération sans y remédier complètement, on laisse subsister en partie les causes qui peuvent l'augmenter. Les numéros choisis par un opticien habile doivent toujours correspondre exactement au degré de myopie qu'on cherche à corriger. Trop fort ou trop faible, le verre ne saurait convenir[1].

[1] Ces derniers paragraphes sont extraits du *Manuel des Myopes et des Presbytes*, de mon père, Charles Chevalier.

Abordons maintenant la question du choix des verres pour les myopes. Les myopes, comme nous l'avons déjà dit, recourent moins vite aux lunettes que les presbytes, et ils commencent toujours par des numéros un peu plus élevés, tels que ceux 24 ou 20.

Il est important de prendre les plus grands soins pour choisir des verres quand on est myope, surtout si la myopie est causée par l'habitude de regarder de près, ce qui constitue une myopie acquise ; dans ce cas, il faudra choisir des numéros très-faibles, et être dirigé par un praticien capable. En se procurant des verres au hasard, on risquerait certainement de s'altérer la vue. Le plus souvent, pour se guérir, il suffira de s'exercer à voir de gros objets ou de gros caractères que l'on éloigne progressivement.

Dans la myopie congénitale, le myope a été souvent obligé, dès sa jeunesse, de recourir aux lunettes, et dix-neuf fois sur vingt, un numéro trop fort est adopté ; de là vient l'augmentation progressive de la myopie, causée par l'abus des verres concaves ; cette augmentation ne cesse de faire des progrès, et l'amaurose, les staphylomes et la cataracte sont la terrible fin de cet excès fatal.

Tout le mal vient des premiers verres que l'on

prend; si l'on a affaire à un praticien capable, il donnera un numéro convenable, conseillera un exercice approprié des yeux, et l'on pourra conserver longtemps la vision aussi parfaite que possible.

C'est dans la myopie que l'utilité des numéros intermédiaires est évidente, et l'on peut, par leur usage, arriver à diminuer la myopie d'une façon notable. Aussi un myope qui se sert du numéro 10 peut encore voir avec le 10 1/2, puis quelque temps après avec le numéro 11; avec un peu de patience, il peut devenir moins myope dans un temps très-court.

Cette sorte de gymnastique oculaire et optique réussit très-bien pour la myopie.

J'ai connu bien des personnes dont la vue s'est améliorée par cet exercice, et M. G..., l'un de mes employés, qui portait il y a six ans du numéro 9, voit parfaitement aujourd'hui avec du numéro 20. C'est là que l'utilité d'un atelier se fait sentir; et comment feraient donc ceux qui ne fabriquent rien pour exécuter des travaux si délicats!

Dans la myopie moyenne, si le numéro est bien choisi, on se servira des verres lorsqu'il y aura nécessité absolue, et cela pour voir de loin; pour lire, on ne fera pas usage de verres. Le mieux est donc d'avoir un pince-nez dont on fait usage de temps à autre.

Dans la myopie faible, on essayera de s'en priver, et on exercera sa vue comme nous l'avons indiqué ; dans la myopie forte, on devra ne faire usage des verres concaves que lorsque l'utilité en sera absolue ; à cet effet, on aura un pince-nez dont on se servira lorsqu'il faudra indispensablement regarder des objets. Pour lire, on pourra se servir d'un numéro *ad hoc*, en suivant les mêmes précautions. Dans la myopie encore plus prononcée, on supprimera le numéro pour lire. Du reste, il est très-difficile de donner des numéros convenables aux myopes ; il faut pour cela une grande habitude et des connaissances fort étendues, car *les myopes veulent avec leurs verres voir plus que la vision normale ne permet, et c'est cela qui fait qu'ils prennent toujours des numéros trop forts*. On devra donc, en leur faisant essayer des verres, être en garde contre cette tension qu'ils ont à vouloir trop voir ; on dirait vraiment que pour les myopes les verres concaves devraient faire l'office de *lunettes d'approche*. Du reste, nous l'avons dit, les verres concaves ne peuvent ramener la vision normale qu'en prenant des numéros trop forts.

Chez les myopes, les yeux sont souvent dépareillés ; si on a l'habitude du lorgnon, cela arrive presque toujours. Souvent un œil est très-myope, et l'autre assez faible ; on devra alors ne pas se servir de verres pour l'œil très-myope.

Les myopes feraient bien de porter des besicles à verres colorés, lorsquils sortent au soleil ou à la lumière ; car leur vue sensible a grand besoin d'être ménagée. Cette remarque est de la plus haute importance, car l'excès de lumière n'est pas favorable à la myopie.

L'important pour les verres de myopes, c'est qu'ils ne rapetissent pas les objets, qu'ils n'éblouissent et qu'ils ne fatiguent nullement la vision ; s'ils sont dans ces conditions, on peut les considérer comme bien choisis.

En terminant ce chapitre, nous insisterons pour que les myopes fassent la plus grande attention au choix de leurs verres, et qu'ils ne s'adressent pour cela qu'à un docteur oculiste ou à un opticien de mérite. Nous ajouterons aussi que les verres doivent être essuyés avec du linge de fil (batiste) et jamais avec de la soie qui raye les verres, ou encore avec de la peau qui les graisse.

# XIV

## DES VERRES COLORÉS

### ET DE

### LEUR USAGE

La question du choix et de l'usage des verres colorés est on ne peut plus importante à connaître, d'autant plus utile qu'aujourd'hui encore on se méprend sur ce sujet, et que bien des personnes se gâtent les yeux en croyant se les conserver.

Dans le chapitre qui traite de l'historique des lunettes, nous avons dit que la teinte la meilleure était celle dite *neutre*, ou celle dite *enfumée* ; que l'on prenne l'une ou l'autre de ces teintes, on peut être assuré d'avoir de bons verres colorés. Nous avons dit aussi que c'était aux recherches savantes de l'abbé Rochon, Vincent Chevalier et Charles Chevalier que l'on doit l'indication de cette précieuse découverte.

Ainsi que nous l'avons déjà dit, la teinte verte ou bleue doit être totalement bannie : la teinte verte est mêlée de jaune et donne une teinte verdâtre et rougeâtre à tous les objets; la teinte bleue est mêlée de rouge et rend bleues ou jaunâtres les choses que l'on regarde à travers. Du reste, il est connu en verrerie que l'on ne peut faire de verre vert sans teinte jaune, ni de teinte bleue sans rouge. Les verres bleus sont encore plus répandus aujourd'hui, et rien n'est aussi pernicieux pour la vue que cette soi-disant teinte bleu pur, qui, contenant du rouge, tend à détériorer la vue. Du reste, quand bien même on obtiendrait des verres bleu pur, on n'aurait rien qui vaille pour la vue.

Les recherches précitées ont eu pour but de trouver une nuance qui affaiblisse la couleur des objets sans en changer la teinte; et, quoi de plus rationnel? Comment espérer une amélioration avec des verres qui changent la couleur des objets, qui blessent par conséquent la rétine?

On a cru devoir préconiser la teinte bleue, en disant que cette teinte détruisait les rayons jaunes; mais où se trouvent ces rayons. Le jour, les rayons colorés sont peu répandus; le soir nos lumières nous donnent du jaune, du rouge, de l'orangé; comment combattre tout cela à l'aide de teintes complémentaires. On le voit, la teinte qui affaiblit la lumière sans changer la couleur des objets est la meilleure, et cela ne souffre aucune difficulté pour être saisi.

A propos de l'emploi des verres bleus et verts, je citerai deux exemples que j'emprunterai au docteur Szokalski. Ainsi il cite un malade qui, après s'être servi quelque temps de lunettes portant des verres bleus, pendant les jours nébuleux de l'hiver, fut convaincu pendant deux jours qu'un beau soleil éclairait l'horizon. — Un albinos, qui usait des verres verts, voyait tous les corps rouges dès qu'il quittait ses lunettes.

On pourrait multiplier ces faits; ils se présentent à chaque instant.

Dans certains ouvrages on voit encore des citations singulières; on conseille la teinte bleuâtre ou verdâtre : c'est là une erreur dont il faut se défier et bien y regarder lorsqu'on prend des verres teintés. Un bon moyen pour éprouver la teinte des verres et voir surtout s'ils ne contiennent pas de rouge, c'est de pencher les verres de façon à ce que l'une des surfaces réfléchisse la lumière; on voit alors, si le verre contient du rouge, une teinte bleue violacée, qui dévoile de suite le défaut que j'ai signalé.

Il existe aussi une importante réforme à faire

pour les verres colorés, et nous sommes le premier à l'indiquer.

Signalons d'abord un grand défaut, celui de la multiplicité des teintes; car il faut bien le dire, il existe des verres colorés de mille et mille teintes différentes, et c'est cela qui fait la confusion et qui trompe si souvent le public. Pourquoi cela arrive-t-il? Le pourquoi, le voici : les verres teintés sont tous faits en verre à vitre ordinaire coloré plus ou moins grossièrement. Certains verriers, de temps à autre, font des vitres de ce genre, et les opticiens, et les *faiseurs de verres* sont obligés de s'arranger de ces grossiers vitraux pour faire leurs verres colorés. Tel est l'état déplorable des choses; aussi dans l'état actuel, est-il impossible de se procurer des verres colorés parfaits.

Pénétrés de cette triste vérité, nous avons engagé un de nos plus savants verriers à s'occuper de la question, et nous pouvons espérer que nous ne tarderons pas à avoir du *crown pur enfumé*, avec lequel nous pourrons faire des verres parfaits sous tous les rapports. Nous avons aussi adopté quatre teintes différentes, fig. 1, 2, 3, 4. (V. la planche ci-contre.) Comme on le voit, la teinte n° 1, la plus foncée, sera employée dans les cas de photophobie prononcée, pour les pays couverts de neige, ou pour les contrées où le soleil

Palette des Teintes

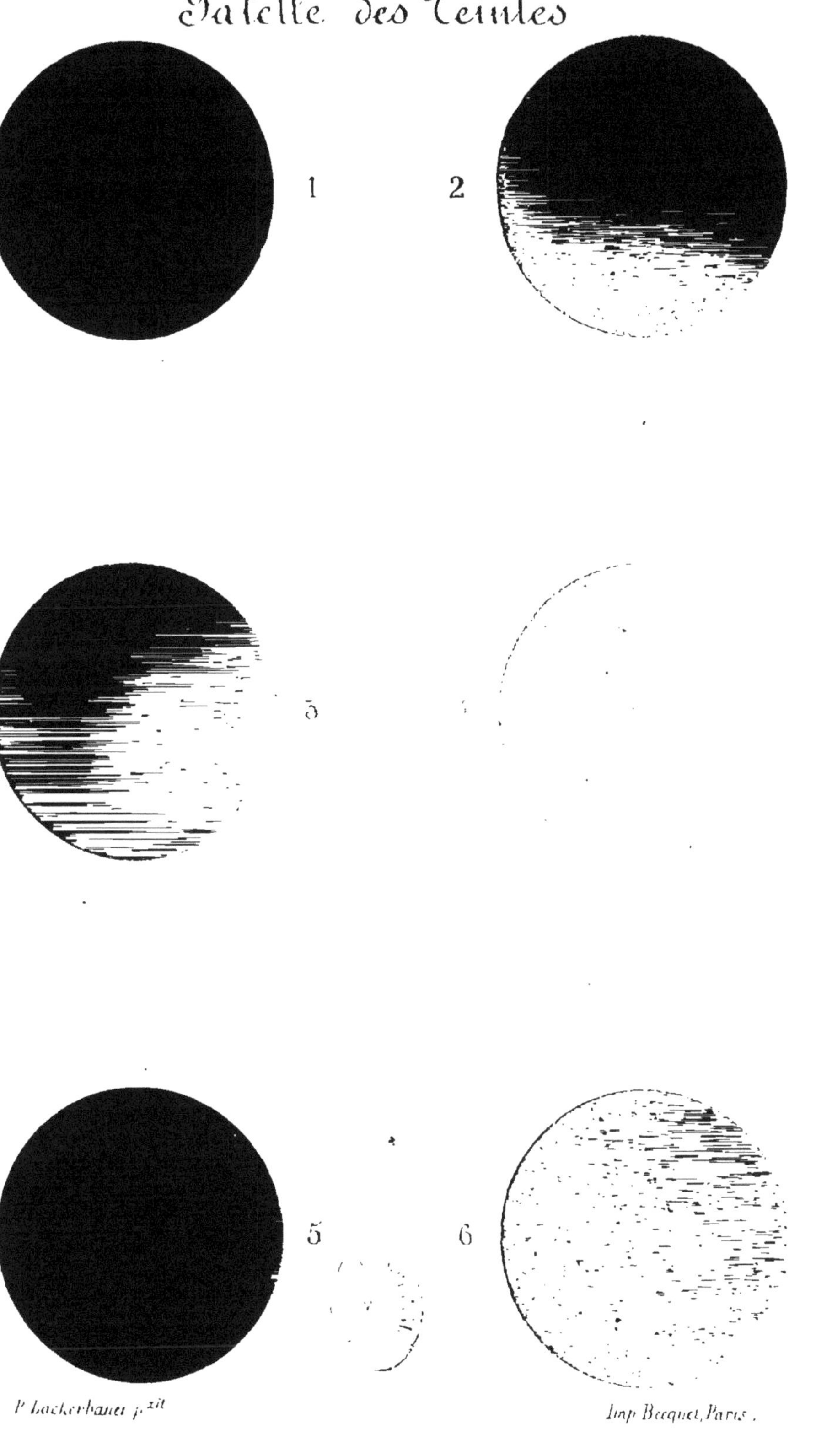


P. Lackerbauer p.xit    Imp. Becquet, Paris.

est intense. La teinte n° 2 sera aussi employée dans les mêmes cas, suivant les contrées. La teinte n° 3 et celle n° 4 pour la lecture ou le travail, le jour et le soir. Cette innovation de quatre teintes uniques pour les verres colorés *à teinte enfumée*, de la substitution du crown pur au verre à vitres, résoudra parfaitement la question. Alors MM. les docteurs pourront, à coup sûr, prescrire telle ou telle teinte, sans craindre les erreurs.

Les teintes représentées sur la planche ci-contre sont celles dites enfumées, et sont coloriées suivant leur valeur observée par transparence.

Les fig. 5 et 6 montrent la *teinte neutre* qui peut aussi, à tous égards, être recommandée et que nous avons reproduite pour bien préciser qu'elle est tout à fait bienfaisante pour la vue.

L'usage des verres colorés est indispensable dans certains cas : dans les contrées couvertes de neige, dans les pays où la lumière solaire est intense, on ne peut s'en passer, et la teinte 1 et 2 est recommandée. — Du reste, les peuples qui ne connaissent pas les verres colorés se garantissent très-bien de l'influence de la lumière. Ainsi les Esquimaux se peignent le pourtour des yeux en noir. Ils se servent aussi de pièces de bois en forme de coque, au milieu desquelles se trouve une fente ; ils appellent ces instruments grossiers des yeux de neige (*snow blindness*), et cela les garantit très-bien de l'éclat de la neige, et empêche l'altération de leur vue.

Outre ces cas particuliers, les verres colorés sont utiles pour les yeux sensibles à la lumière (*photophobie*), dans les choroïdites, les iritis, après l'opération de la cataracte, et dans une multitude de cas. Seulement il faut bien observer que si dans tel ou tel cas les verres colorés sont utiles, qu'ils peuvent altérer la vue s'ils sont pris inconsidérément. Dans la myopie, ils sont presque toujours indispensables, et généralement on fera bien d'avoir des verres colorés pour le jour et pour le soir; nécessairement ces derniers seront beaucoup moins foncés. Comme M. Desmarres, nous pensons qu'ils sont nuisibles dans la presbyopie.

Mon père a indiqué une excellente précaution pour les verres colorés; la voici telle qu'elle se trouve dans son *Manuel des Myopes et des Presbytes*:

« Quelle que soit l'espèce de verre coloré dont on fait usage, il faut fermer les yeux au moment où l'on retire les lunettes, parce que l'organe éprouve toujours une sensation très-pénible lorsqu'on l'expose à la transition trop brusque d'une douce clarté à une lumière éclatante. Cette observation est encore applicable aux lunettes ordinaires. »

Les verres colorés, de teinte légère, seront encore utiles dans certaines professions, où la lumière est réfléchie sur des corps polis et brillants; ils seront surtout indispensables aux verriers, fondeurs, etc. Ces derniers n'y font pas attention, et dans les verreries que nous avons visitées, les ouvriers travaillent sans verres colorés; ce sont autant d'amblyopies et d'amauroses qu'ils se préparent, et qui viendront un jour fondre sur eux et réclamer la science de nos célèbres docteurs. Combien MM. Desmarres, Magne, Blanchet, Desormeaux, ne voient-ils pas d'amblyopies causées par le mépris des bons avis, des données basées sur la science. Le nombre des amauroses acquises par incurie est incalculable. On devrait pourtant y regarder de plus près. Puisse ce bref exposé profiter, comme nous l'espérons.

Relativement aux verres colorés, nous citerons encore ce que dit mon père dans le *Manuel des Myopes et des Presbytes*.

« Si l'on voulait empêcher les rayons lumineux de parvenir à l'œil, *il faudrait placer un verre noir entre la lumière et l'organe ; puisqu'on ne cherche qu'à diminuer plus ou moins l'intensité des rayons, il suffira d'employer des nuances moins fortes, mais dérivant toujours de la couleur primitive ;* c'est ce qui conduisit l'abbé Rochon à faire des tentatives pour obtenir des verres de diverses teintes combinées, et notamment du bleu avec le noir. Après avoir consulté mon père, Vincent Chevalier, pour un de ses amis affecté de photophobie et que les verres colorés ne pouvaient satisfaire, M. Rochon parvint à décider les directeurs de la manufacture de glaces, puis M. Lambert, alors maire de Sèvres, à faire des expériences pour obtenir une coloration convenable. Après de nombreux essais, M. Lambert réussit parfaitement, et mon père construisit des lunettes à verres de couleur bleue, qui laissaient aux objets leurs véritables nuances et leur donnaient seulement l'apparence d'être exposés à un beau clair de lune. Une foule de personnes qui voulurent jouir des avantages que présentaient ces nouveaux verres succédèrent à l'ami de l'abbé Rochon, et bientôt à l'étranger et surtout en Angleterre, on en fit exclusivement usage. Aujourd'hui on a presque entièrement abandonné les autres nuances pour la teinte bleue associée au noir; elle est connue sous la dénomination de *neutre*, parce qu'elle n'altère pas les couleurs des objets en se combinant avec elles. On vend cependant encore des verres à teinte bleue pure ou violacée, et quelques personnes, trompées par l'éclat de la couleur, se servent de lunettes garnies de ces espèces de *trompe-vue* qui leur montrent tous les corps environnants revêtus de nuances blafardes. D'ailleurs la supériorité de la *teinte neutre* est suffisamment constatée par les suffrages de MM. Gay-Lussac, Dumas et autres personnes éclairées qui l'emploient exclusivement.

« Les Anglais ont construit des lunettes garnies de toile métallique très-fine et diversement colorée, mais nous ne signalons cette invention bizarre que pour la rejeter aussitôt comme un moyen propre seulement à altérer avec promptitude la vue la plus robuste.

« Quelquefois il est nécessaire d'associer, à la puissance des lunettes convexes ou concaves, l'action bienfaisante des verres colorés ; on a donc imaginé d'adapter aux lunettes ordinaires des cycles ou cadres supplémentaires articulés à charnières et garnis de verres bleus. Ces cadres viennent s'appliquer contre les tempes, empêchent l'introduction des rayons latéraux, et il suffit de les rabattre sur le corps de la lunette, pour obtenir l'effet combiné de la teinte bleue et du verre destiné à rétablir l'énergie de la vision. Ordinairement les cadres sont en forme de fer à cheval, c'est la meilleure disposition pour ces lunettes, mais elles ont l'inconvénient d'être plus lourdes, et lorsqu'elles ne sont pas indispensables, on préfère généralement réunir dans un seul et même verre la teinte et la forme convenables, soit en employant du verre coloré, soit en soudant le verre bleu au blanc ainsi que l'a proposé M. Lerebours père. Cette dernière méthode a l'avantage d'éviter la coloration trop foncée et inégale des lentilles à fortes courbures. »

Comme mon père l'a indiqué, on fabrique des lunettes à quatre verres (fig. 44), mais elles sont

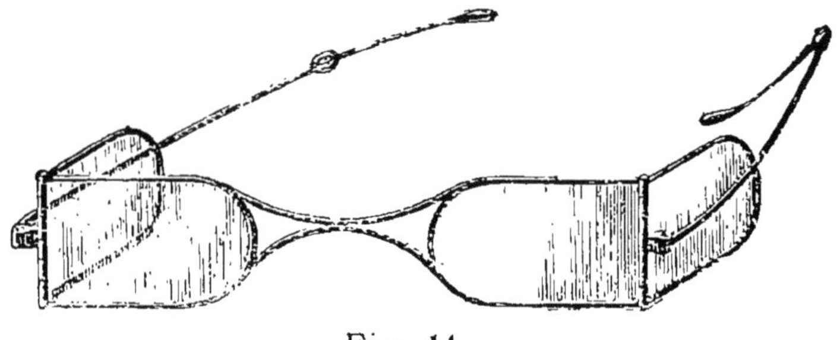

Fig. 44.

lourdes. Si la lumière latérale fatigue, on peut facilement ajouter sur les côtés des lunettes des goussets en crêpe noir (fig. 45), et surtout

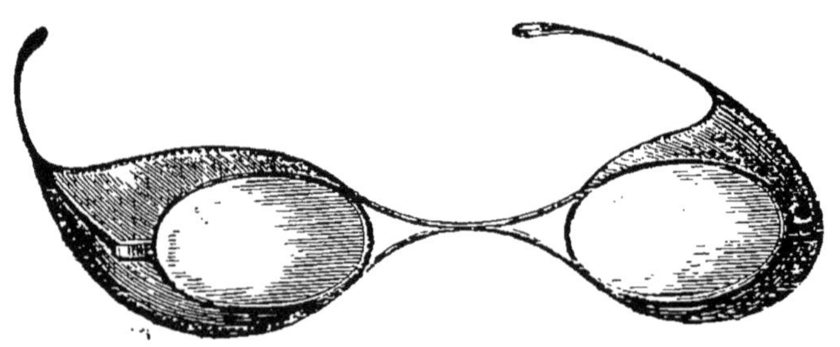

Fig. 45.

bannir le taffetas, car il ne laisse pas passer l'air, et l'œil, emprisonné entre l'étoffe et les verres, contracte petit à petit une ophthalmie souvent sérieuse. Le crêpe laisse passer l'air et intercepte suffisamment la lumière.

Nous ne parlons ici des *lunettes coquilles* (fig. 46)

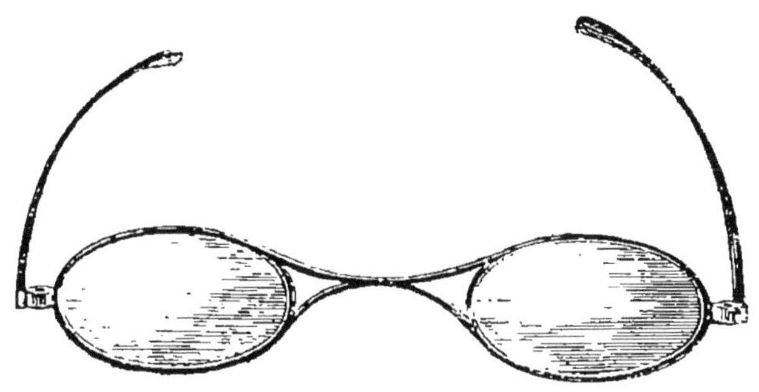

Fig. 46.

que pour indiquer qu'elles sont tout à fait mauvaises. La forme de ces verres empêche d'avoir un parallélisme parfait, à moins d'employer des soins infinis qui souvent restent infructueux.

Du reste, en tenant une lunette-coquille à une certaine distance des yeux, et en faisant remuer doucement les verres, on verra, en regardant à travers, que tous les objets semblent bouger, preuve certaine du manque de parallélisme et du fâcheux effet que cela peut avoir sur la vue. Les lunettes dites *Chemin de fer* (fig. 47) peuvent être recommandées et sont

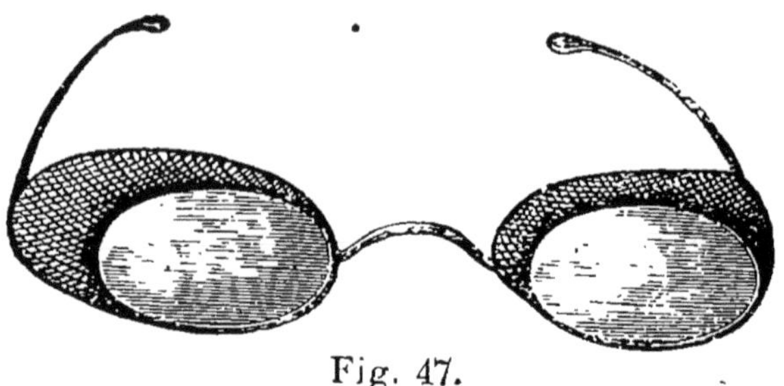

Fig. 47.

utiles pour garantir de l'éclat de la lumière, du vent et de la poussière.

En terminant, je parlerai de l'abat-jour ou garde-vue. L'abat-jour de nos ancêtres ne serait pas un mauvais moyen s'il ne comprimait pas les tempes, et s'il n'échauffait pas un peu les yeux ; il a de plus l'inconvénient d'être fort laid ; cependant, dans certains cas, on peut le recommander, car il peut rendre des services.

## XV

### DES MONTURES DE LUNETTES

De bons verres mal montés seraient tout à fait nuisibles; aussi doit-on apporter la plus grande attention dans le choix des montures.

Les montures peuvent se diviser en lunettes, pince-nez, binocles, faces à main et lorgnons ou monocles.

Les *lunettes* se composent du corps et des branches; le corps est formé par les cercles qui tiennent les verres, puis le pont réunit les cercles et vient reposer sur le haut du nez. Les branches servent à fixer les lunettes aux tempes et sur les oreilles.

Les cercles se font de forme ronde ou ovale. La forme ronde est peu gracieuse; bien mieux vaut adopter celle ovale, en ayant soin de lui donner une grande dimension, car la plupart des lunettes ont des cercles trop petits, et en regardant dans les lunettes on ne doit pas apercevoir les cercles.

Les branches sont simples, fig. 48, ou doubles,

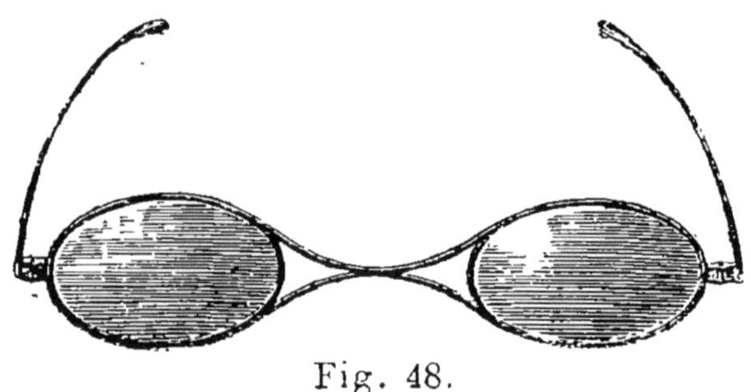

Fig. 48.

fig. 49; les branches se terminent par une spa-

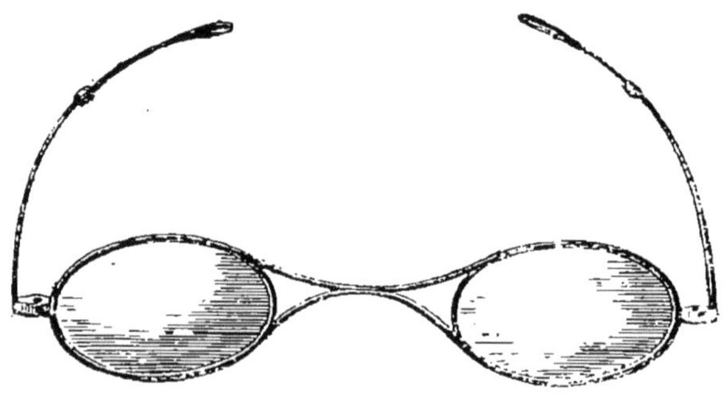

Fig. 49.

tule, fig. 50, ou une raquette, fig. 51. Les dernières tiennent mieux, mais elles ont l'inconvénient d'arracher les cheveux, ce qui n'arrive pas avec celles à spatule. On fait aussi des branches terminées par un crochet, fig. 52; elles sont assez employées.

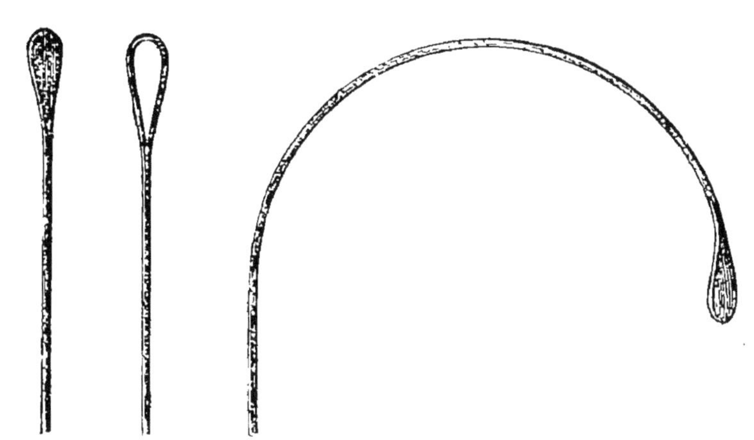

Fig. 50. Fig. 51. Fig. 52.

Comme chacun n'a pas un nez de même forme, le pont doit varier suivant les individus; ainsi les personnes dont le nez ne présente pas de courbure sensible, feront usage d'un pont en X, fig. 53;

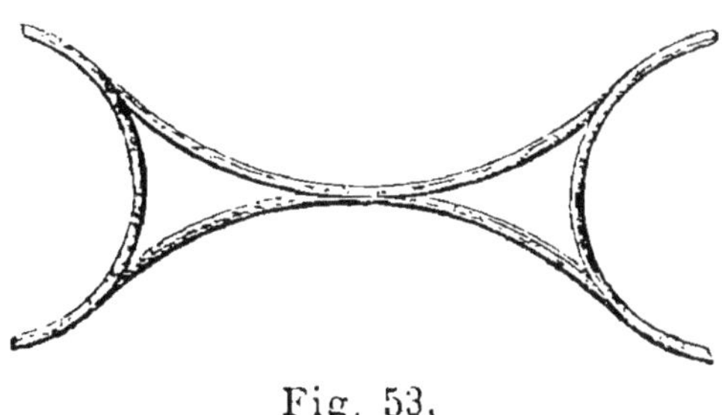

Fig. 53.

celles dont le nez présente une courbure prononcée feront usage d'un pont en forme de K, fig. 54,

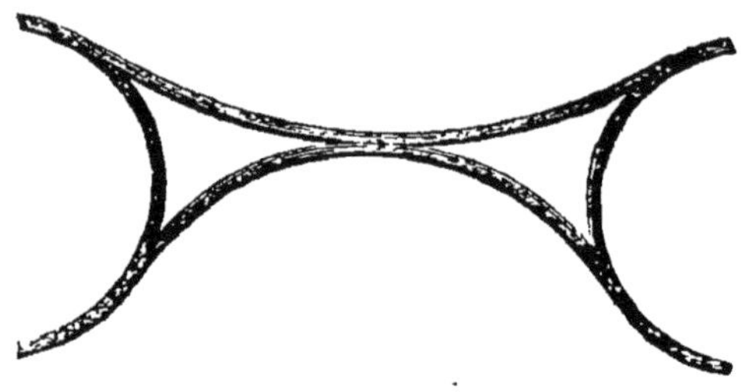

Fig. 54.

ou d'un demi-cercle, fig. 55. Le choix des montu-

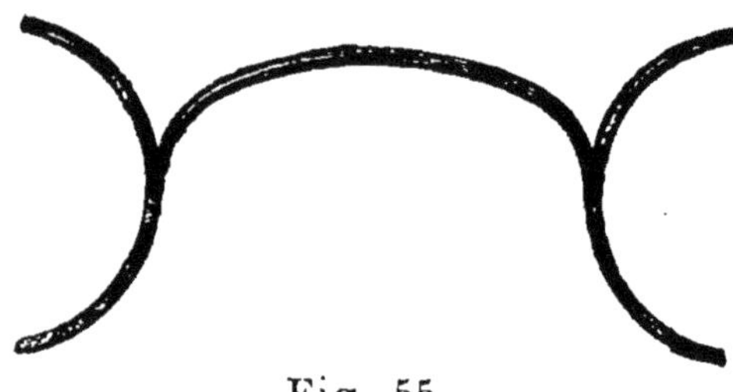

Fig. 55.

res est on ne peut plus important ; le mieux est d'en essayer plusieurs, et d'être guidé par un bon opticien. Mon père résume ainsi les précautions à prendre :

« On comprendra actuellement que les mêmes montures ne peuvent servir indifféremment à tout le monde ; elles doivent varier avec la saillie plus ou moins prononcée du dos du nez, l'écartement des yeux et celui des tempes. Si le nez est fortement aquilin et le pont peu échancré, le centre des verres se présentera au-dessus de l'axe optique ; l'écartement des verres n'est-il pas exactement le même que celui des yeux, l'axe optique sera en dehors ou en dedans du centre des lentilles ; enfin, si la largeur des tempes force l'écartement des branches, les lunettes tiendront mal, le corps de l'instrument fléchira, et le parallélisme des yeux et des verres n'existera plus ; dans tous les cas, la vision distincte sera impossible. »

Signalons d'une manière absolue que les montures doivent être faites de telle sorte que le centre de chaque verre corresponde à l'axe visuel (figure 56), car sans cela on s'expose à gâter sa vue.

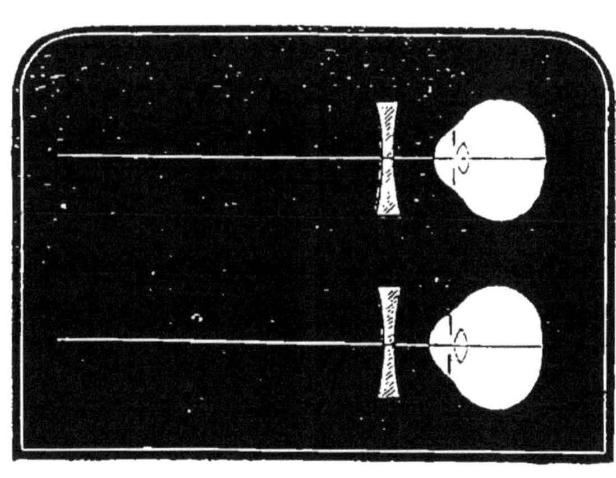

Fig. 56.

Une chose importante à signaler, c'est de ne pas éloigner les verres des yeux ; car alors, le foyer des verres change, et l'on peut s'affaiblir la vue. On voit pourtant des personnes méprisant cet avis, porter, pour ainsi dire, leurs lunettes sur le bout de leur nez.

Les matières employées pour les lunettes sont : l'acier, l'argent, l'or, l'écaille, le buffle. L'acier, à cause de sa flexibilité, est, parmi les métaux, le plus employé. On doit employer l'acier trempé et avoir des lunettes dont les branches soient munies de charnières à double vis, suivant l'idée de mon père ; car, ainsi faites, elles sont bien plus solides.

L'argent et l'or sont de bons métaux pour les lunettes, mais celles ayant la face en écaille et les branches en argent ou en or sont préférables, car elles ne fatiguent pas le nez.

Dans les montures les plus généralement employées, les verres, se plaçant dans une rainure pratiquée dans les cercles de la lunette, quelquefois on pratique une rainure sur les verres, et les cercles de la lunette viennent s'y fixer ; c'est ainsi que sont faites les *lunettes à poulie*, employées par les myopes.

Les lunettes sont les meilleurs moyens de fixer les verres près des yeux, car si elles sont bien faites on est sûr du parallélisme et du centrage. Cependant, dans beaucoup de cas, le pince-nez à pont élastique (fig. 57) convient pour les lectures

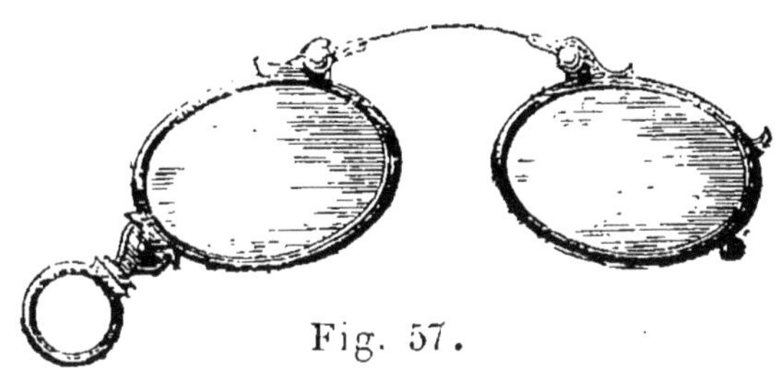

Fig. 57.

peu prolongées, les examens rapides, etc. Ce n'est plus, à vrai dire, le vieux pince-nez de nos grand'-mères, qui ne tenait qu'à la condition de pincer réellement le nez. Le pince-nez de nos jours est plus élégant, et s'il est fait en écaille avec ressort en or ou en acier, il peu rendre des services réels; les pince-nez en or, argent, acier, etc., sont aussi très-employés; disons seulement que les dames se servent peu du pince-nez et qu'elles préfèrent le binocle (fig. 58) que l'on fait si élégant, et se

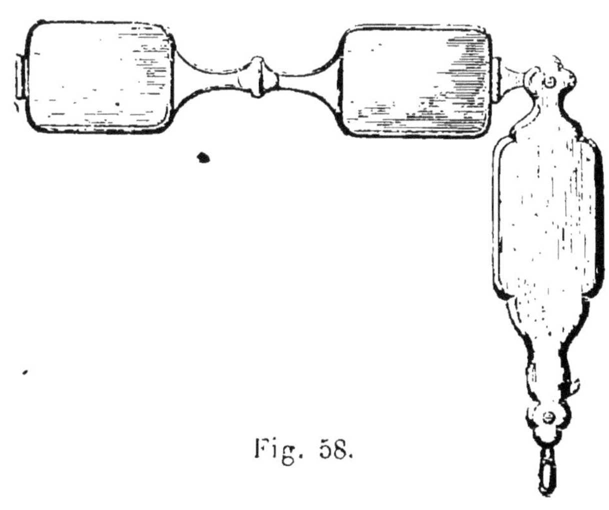

Fig. 58.

mariant si bien avec les bijoux dont elles se parent. La face droite (fig. 59) est utile pour rester

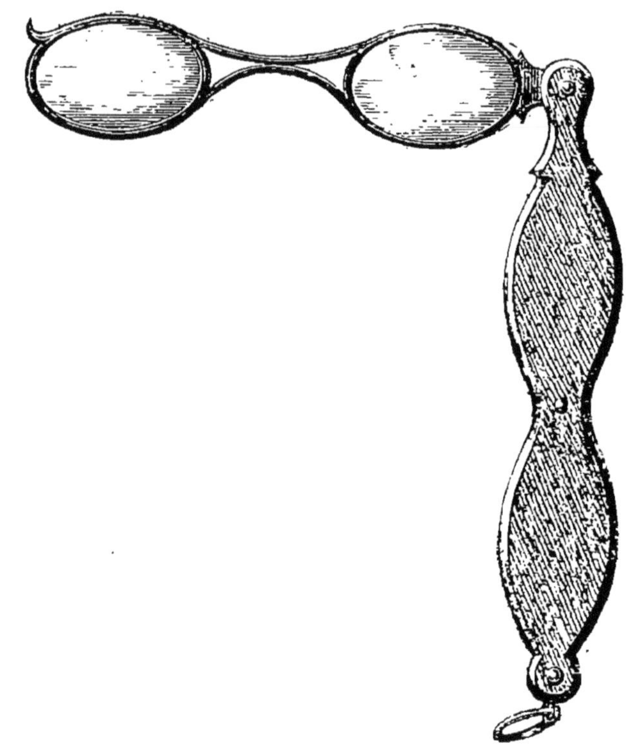

Fig. 59.

sur un bureau, et est fort commode à la main.

Les lorgnons ou monocles (fig. 60 et 61) sont d'un usage réellement mauvais, car ils tendent toujours à donner de l'inégalité aux yeux; nous sommes bien loin de les conseiller.

Nous dirons en terminant que nous nous occupons de construire un instrument pour la mesure des lunettes, de façon à être sûr de déterminer

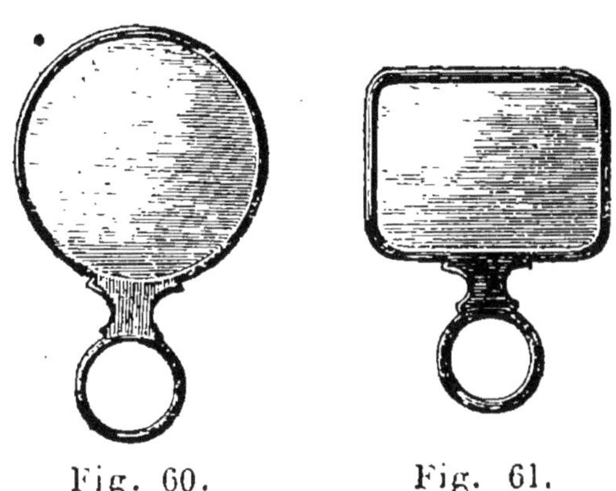

Fig. 60. Fig. 61.

exactement les montures qui peuvent convenir à telle ou telle personne. Cet appareil rendra, nous l'espérons, de grands services, car ce n'est toujours qu'à peu près que l'on arrive à adapter les montures.

# XVI

## DE L'HYGIÈNE DE LA VUE

Dans ce chapitre, nous examinerons les soins qu'il faut prendre pour conserver la vue. Si chacun faisait un peu plus attention, et ne se figurait pas que l'on peut impunément abuser de ses yeux, certes les maladies de ces précieux organes seraient plus rares, et l'on ne verrait pas tant de personnes dont la vue est complétement perdue faute de soins et d'attention. Nous tâcherons ici, dans l'intérêt général, de donner des conseils basés sur l'expérience et la pratique. Puissions-nous être utile à l'humanité!

Chacun connaît la force de ses yeux, ou, en d'autres termes, chacun peut apprécier si ses yeux sont faibles ou forts, se fatiguent facilement, ou supportent sans difficultés la lumière, la lecture, etc.

On doit donc régler l'exercice de sa vue sur la force de cette faculté. Il en est des yeux comme de tous les organes. Aussi doit-on en diriger l'emploi suivant leur plus ou moins de santé. On me pardonnera cette expression, mais elle m'a semblé rendre nettement ce que l'on doit entendre par l'idée que l'on doit se faire sur la force de sa vue.

Un des préceptes les plus importants comme hygiène de la vue est de se reposer les yeux pendant le travail. Ainsi, en lisant, en écrivant, on devra de temps à autre suspendre son occupation et promener les yeux sur les objets environnants. Réveillé-Parise fait une observation fort juste lorsqu'il dit : « Qu'on lise cent pages de suite ou qu'on suspende sa lecture pendant un moment ou deux, après en avoir parcouru vingt-cinq ou trente, et l'on verra la différence, en admettant des yeux faibles. » Je pense que l'on peut appliquer cette remarque à des *yeux forts*, si je puis m'exprimer ainsi.

On ne peut prévoir le temps que l'on doit employer au travail, car cela est subordonné à trop de causes ; mais cependant pour des yeux faibles, une heure de travail partagée en deux intervalles, est le maximum que l'on doit exiger de la vue.

Du reste, dès que l'on sent les yeux picoter, qu'il y a de la rougeur, et que l'on éprouve des douleurs dans le globe oculaire, on doit de suite cesser tout travail et se bassiner les yeux avec de l'eau fraîche.

La désolante habitude qu'ont certaines personnes de vouloir trop exiger de leur vue est la cause d'une foule de maladies. N'entend-on pas souvent dire : Je m'exerce à voir de très-loin, je puis voir l'heure aux Tuileries lorsque je suis à la place de la Concorde? Je suis arrivé à déchiffrer des caractères microscopiques? A ce sujet, un pari s'engage souvent, on force sa vue, on recommence de semblables épreuves, puis vient un certain jour où des troubles visuels se manifestent, et l'on vient payer cher un funeste exercice. Qu'une vue de très-longue portée appartienne à certains presbytes, cela est connu ; mais que des personnes douées d'une vue ordinaire se fatiguent en efforts pour arriver à deviner, à surprendre la forme d'objets placés au loin et qu'elles aperçoivent avec peine, c'est un jeu fatal dont il faut bien se garder, sous peine de perdre, ou au moins de gâter sa vue.

Vouloir pendant le travail s'obstiner contre des symptômes qui avertissent de la fatigue est encore une erreur dans laquelle on tombe communément. Aussi que d'hommes de lettres, de gens d'état, que de bureaucrates ressentent pendant le travail, des picotements, des maux de tête, de la lourdeur des paupières, et, méprisant ces avertissements de la nature, n'en continuent pas moins, jusqu'à ce que l'impossibilité arrive. Hélas! cette obstination est une pente fatale qui conduit à l'amblyopie, à l'amaurose, et le plus souvent aux taches noires qui apparaissent sur les objets; pourtant il serait facile d'éviter cela, en suivant les préceptes que j'ai indiqués plus haut.

Nous spécifierons ici que les jeunes personnes blondes sont très-sujettes au larmoiement, à la rougeur et au gonflement des paupières dès qu'elles travaillent; elles devront donc redoubler d'attention, et, s'il y a lieu, se servir de lunettes à verres plans légèrement enfumés.

Beer, dont les idées sont fort justes, s'exprime ainsi :

« Ne peut-on, à raison de ses affaires domestiques, s'arracher entièrement à des travaux assidus, on pourra, du moins, diversifier ses occupations.

« On ferme de temps en temps les yeux; on se donne quelque mouvement par la chambre, ou, ce qui est mieux, on prend le grand air un instant, quand ce ne serait que quelques minutes, on n'en sentira pas moins le bon effet.

« On a soin d'entretenir la transpiration par des

bains de pieds à l'eau tiède où l'on fait fondre du gros sel, ou jeter du vinaigre.

« Un exercice modéré du corps, une promenade en plein air, où l'on puisse être réjoui par le tableau varié des ouvrages de la nature, sont tellement nécessaires au relâche des yeux et à la réparation de leurs forces, que les gens les plus simples même ne l'ignorent pas.

« *Que celui qui est une fois convaincu qu'il met une trop grande confiance en ses yeux* soit attentif à s'abstenir de *tout travail attachant, aussitôt après son réveil, après le repas,* ainsi que *le soir à la lumière.*

« On lavera ses yeux souvent le jour avec de l'eau froide, remède qui, quoique simple en lui-même, ne laisse pas, en tous cas, de produire insensiblement de bons effets. J'ai déjà remarqué que tous les bains d'eau tiède étaient nuisibles aux yeux, je le répète encore ; il ne faut que les rincer, puisqu'on arrive pareillement au but proposé en ne se servant que d'eau froide, à laquelle l'action du laver donne une chaleur plus que suffisante. »

Une des choses importantes pour la santé de la vue est de ne pas passer brusquement de l'obscurité à la lumière et *vice versa*. Aussi le matin au réveil, on devra prendre beaucoup de précautions. Disons d'abord que la chambre à coucher doit être pourvue de rideaux qui laissent pénétrer un demi-jour; la nuit, il est indispensable d'avoir une veilleuse placée de telle sorte qu'elle n'offense pas la vue; *le lit ne devra jamais être placé de telle sorte que les yeux soient en face des fenêtres,* ceci est de rigueur. Que de vues perdues pour avoir reçu au réveil les rayons d'une vive lumière! Beer, à ce sujet, rapporte un fait suffisant pour convaincre les plus incrédules. « Il y a cinq ans qu'un voyageur jeune et d'une parfaite santé descendit le soir dans une auberge de cette ville (Vienne). Le lendemain matin, les rayons du soleil qui vinrent à réfléchir d'un mur de côté et du plancher sur ses yeux, le réveillèrent en sursaut. Il se lève pour fermer les rideaux, qui étaient blancs, et va se recoucher ensuite. Il ne tarda pas à être réveillé, encore plus désagréablement qu'auparavant, par les rayons du soleil, qui, pour l'instant, dardaient sur sa vue, à travers les minces rideaux. Un flux de larmes, accompagné d'une contraction d'yeux insupportable et de rougeurs aux paupières furent les suites inséparables d'un accident qui n'eût eu rien de fâcheux d'abord si, le matin suivant, le patient ne se fût exposé de nouveau aux mêmes dangers, qui lui occasionnèrent une inflammation longtemps rebelle à tous les remèdes, et qui ne put entièrement disparaître jusqu'à ce que j'en eusse découvert la vraie cause, et que le madade eût quitté tout à fait son appartement.

« Malgré tout, il conserva depuis une faiblesse d'yeux assez considérable et une disposition si grande à l'inflammation, que, tout guéri qu'il fût, il ne put de longtemps supporter le moindre vent ou le moindre échauffement du corps sans être atteint bientôt d'une rougeur remarquable sur ses yeux faibles et larmoyants. »

On peut se convaincre de l'effet fâcheux du passage de la lumière à l'obscurité. Qui n'a pas, après avoir éteint une lampe, ressenti des étincelles dans les yeux? Cela prouve l'impression produite sur la rétine, impression fort vive, car elle laisse des traces évidentes.

Plusieurs personnes ont la funeste habitude de se frotter les yeux en s'éveillant; cette méthode est fort mauvaise, elle irrite les paupières, comprime le globe oculaire, et souvent détache des cils qui, se logeant entre la conjonctive et la sclérotique, donnent naissance à des ophthalmies dont on cherche longtemps la cause. Si le matin les yeux sont collés, on devra passer un peu de salive sur leurs bords, et les yeux s'ouvriront ensuite facilement et sans qu'il en résulte aucun effet fâcheux.

Ce moyen fera rire peut-être, mais qu'importe si le conseil est salutaire !

On devra généralement éviter les lumières vives, la lumière fournie par le ciel couvert de nuages diaphanes est le meilleur jour. Il est fâcheux que certaines professions demandent un jour brillant : rien n'est plus pernicieux pour la vue que la gravure sur métaux, le travail de l'orfévrerie, etc. Les négociants, qui toute la journée regardent du linge blanc, sont souvent exposés aux amblyopies ; ils devront nécessairement faire usage de verres légèrement colorés. Les chapeaux à larges bords seront préférés, et la mode anglaise qui tend à en faire disparaître les bords est tout à fait contraire au bon sens. Je ne parlerai des chapeaux des femmes que pour dire qu'ils sont tout à fait mal compris. En effet, ils ne protégent nullement les yeux. Si les chapeaux ronds à bords, pouvaient être adoptés, ce serait un grand bienfait; mais, malheureusement, ils ont été trop prodigués par la femme du demi-monde, et la mère de famille a dû y renoncer. Nous faisons des vœux ardents pour que l'usage en devienne général, et bon nombre d'ophthalmies, d'iritis, etc., seront forcées de rebrousser chemin. Le caprice, la mode, voilà ce qui décide de tout, la santé passe après. Vieux monde, vieux peuple entaché d'erreurs, la vérité luit partout et personne n'en profite. Certes, ce n'est pas la faute du Créateur, car sa bonté infinie nous avertit à chaque instant de ce qui nous est nuisible; pourquoi donc refuser ses avertissements? L'homme se croirait-il plus savant que celui qui l'a créé!

Pénétrons dans les appartements, voyons ces papiers, ces tentures bigarrées; le rouge, le bleu, le jaune, le vert, se jouent en dispositions fatales pour la vue, et l'on s'étonne si les yeux se fatiguent! L'un ferme tous ses rideaux et se place dans l'obscurité, l'autre laisse pénétrer la lumière en grande abondance, interpose des glaces, des dorures, des murs blancs, et se perd la vue pour vouloir trop y voir.

Évitons donc de devenir fous! Que les murs soient de teinte grisâtre, que les papiers soient verdâtres, brunâtres, et que le mélange des couleurs se fasse sobrement et avec raison. Arrière la multitude des dorures, la multiplication des glaces, etc. Vivons d'abord, ayons du confortable, c'est le meilleur luxe.

Je parlais tout à l'heure des appartements sombres; sans nul doute ils sont pernicieux, l'insuffisance de lumière est aussi une cause d'affaiblissement de la vue, *l'excès en tout est un défaut*. Que ne se répète-t-on à chaque instant cet axiome des axiomes ! Qui n'a pas rencontré des gens ayant les yeux malades, et dont la tête est entortillée, et dont les yeux sont emprisonnés et comprimés; c'est encore là un chose absurde, et nos célèbres oculistes condamnent cette méthode. Dans les maladies graves, les ophthalmies, ils ordonnent un simple carré de linge flottant, afin de ne pas priver les yeux de l'élément utile à tout, de l'air.

L'insuffisance de la lumière peut occasionner la perte de la vue; il faut ménager ses yeux, lorsque l'on passe de l'obscurité à la lumière et *vice versa.* Que l'on reste un instant dans un endroit sombre et que l'on passe ensuite à la lumière, on verra quelles souffrances on endure, et combien l'organe de la vue se trouve blessé. On devra donc faire bien attention en sortant d'une cave ou d'un endroit mal éclairé, on sortira avec précautions en tâchant d'habituer les yeux peu à peu à la lumière. Imitons le créateur, car c'est par degrés que la lumière disparaît, c'est par degrés qu'elle arrive, tout a été prévu pour nos organes; malgré ces exemples frappants que de personnes négligent ce que la nature leur enseigne ! M. Sichel nous apprend à ce sujet et avec raison que les couturières, qui sont pour la plupart forcées de travailler à une faible lumière, forment la huitième partie du chiffre de ses malades ; ceci, je pense, est concluant.

La lumière du jour convient seule à la vue ; sa blancheur, son éclat sont parfaitement adaptés à la fonction visuelle, aussi on ne peut craindre d'avancer que les lumières artificielles sont tout à fait pernicieuses pour les yeux. Si nous suivions les exemples de la nature, nous devrions nous coucher et nous lever avec le soleil, ou tout au moins faire le moins d'usage possible des lumières artificielles. On objectera que l'hiver l'obscurité arrive vite, que dans certains pays la lumière est à peine intense, il est certain que dans ce cas il faut user des lumières artificielles; mais il n'en est pas moins vrai que la lumière *blanche* est la seule qui convienne à la vue ; en d'autres termes, l'œil a été fait pour percevoir à l'aide de la lumière blanche, et non avec celle rouge ou jaune fournie par les lumières artificielles.

La lumière artificielle est mauvaise, à cause de sa couleur qui est rouge et jaune ; vient ensuite la projection horizontale des rayons, la perception du foyer lumineux. Quant à son action, M. Michel Lévy, dans son *Traité d'hygiène*, résume parfaitement ses inconvénients.

« Quelle est l'action de la lumière artificielle sur l'appareil de la vision? Elle l'irrite et le fatigue beaucoup plus que la lumière sidérale. Les veilles et le travail de nuit sur des objets de très-petite dimension contribuent puissamment à la production des hypérémies des membranes internes de l'œil, de l'affaiblissement de la vue (amblyopie) et de la paralysie du nerf optique (amaurose). Quand on subit longtemps l'action de la lumière artificielle, on éprouve des picotements et de la cuisson au bord libre des paupières et à l'angle interne de l'œil, une sensation de petits graviers entre la paupière et l'œil et de compression dans l'intérieur de cet organe : autant de symptômes d'hypérémies de l'organe, la pupille se rétrécit, plus rarement elle se dilate ; les muscles des paupières et des parties voisines se fatiguent de la contraction soutenue que leur impose leur office protecteur de l'œil, ou plutôt le retentissement de ce qui se passe dans l'œil se communique aux nerfs de la cinquième paire. Cette sorte d'exercice de la vision laisse au lendemain l'œil plus sensible à la lumière, les paupières rouges et plus impressionnables à l'air frais et les cils collés par une sécrétion plus abondante des glandes de Meibomius. »

Dieu merci ! aujourd'hui nous n'en sommes plus réduits à l'affreuse chandelle ou à la bougie, et la plus mince bourse peut se procurer une lampe mécanique donnant une lumière fixe et égale. On devra donc, le soir, se servir d'une bonne lampe et bannir les chandelles, bougies, dont la lumière pâle et vacillante est tout à fait contraire à la vue.

Il est une chose sur laquelle je ne saurais trop insister, c'est sur l'abus de la lumière du gaz. Que cette invention soit admirable pour l'éclairage de nos rues, de nos théâtres, de nos endroits publics, d'accord ! mais l'usage que l'on en fait dans les appartements est tout à fait détestable. Aujourd'hui, ne voit-on pas des chambres à coucher, des salles à manger éclairées au gaz ? Que de vues faibles altérées par la propagation de ce foyer lumineux ! La lumière du gaz est détestable à tous les égards pour l'usage domestique. D'abord son pouvoir éclairant est trop considérable, la chaleur développée est fort intense, la couleur jaunâtre de cette lumière est pernicieuse ; ainsi donc on risque beaucoup sa vue et sa santé en voulant faire usage de la lumière du gaz. Les effets qui en résultent sont faciles à constater : irritation de la rétine, photophobie, inflammation de la conjonctive, etc., car il faut bien noter aussi que la combustion du gaz ne s'obtient qu'au détriment d'une masse énorme d'oxygène enlevé à l'air ambiant, ce qui transforme peu à peu l'endroit où l'on se trouve en un foyer d'asphyxie, et si les congestions qui résultent de cet état de choses ne se traduisent que par un malaise général, elles agissent tout au moins profondément sur l'organe visuel et lui occasionnent bon nombre de maladies diverses.

En résumé, il faut bannir totalement l'emploi de la lumière du gaz pour les appartements, si l'on tient à sa santé en général et à ses yeux en particulier.

Les lampes mécaniques alimentées par une bonne huile constituent donc le meilleur mode d'éclairage. La bougie donne une lumière inégale et trop faible ; on doit en proscrire tout à fait l'usage. Comme lumière, une lampe mécanique ayant un bec de 20 millim. éclaire autant que onze bougies.

Je rapporterai ici le tableau de l'intensité des diverses lumières d'après MM. Péclet et Briquet ; cela pourra servir à chacun pour choisir la force de lumière qui lui convient.

| | |
|---|---|
| La lampe Carcel de 13 lignes de diamètre étant prise pour type....... | 100, |
| Chandelle de 6.... | 10, 66 |
| — 8.... | 8, 61 |
| Bougies de cire... | 13, 61 |
| — blanc de baleine..... | 14, 40 |
| — d'acide stéarique .... | 14, 30 |
| Lampe à mèche plate........ ... | 12, 5 |
| Lampe astrale de 22 m............ | 31, |
| Lampe Sinombre à réservoir supérieur........... | 41, |
| Lampe Girard 22 m. | 65, 60 |
| Lampe Sinombre à réservoir annulaire de 22 m.... | 85, |
| Lampe hydrostatique de de 28 m....... | 107, 65 |
| — 24 m.. .... | 80, |
| — 19 m....... | 75, |
| — 17 m....... | 45, |
| Gaz de houille.... | 127, |
| — des huiles.... | 127, |

Les lampes dont l'intensité dépasse 60 doivent être placées à une certaine distance des yeux; on devra avoir soin, en faisant usage des lampes, de se placer de telle sorte que l'on reçoive obliquement les rayons, et que l'on n'aperçoive pas le foyer lumineux. Les lampes doivent donc être munies d'un abat-jour en papier uni, vert ou bleuâtre, les abat-jour historiés doivent être rejetés. Pour les vues faibles, on fera bien de doubler l'abat-jour en papier bleu-noir, mat, d'une teinte légère; le papier qui sert à l'encadrement des anciennes gravures convient parfaitement pour cet usage. Les lunettes à verres colorés trouveront aussi ici leur emploi; pour l'écriture, le papier bleuâtre sera préféré au papier blanc. Les abat-jour découpés sont nuisibles pour la vue, ainsi que les globes dépolis, dont l'usage doit être rejeté, car l'éclat de la lumière, bien que tamisé, irrite les yeux; du reste chacun sait combien il est pénible de regarder un globe dépoli renfermant un foyer lumineux.

L'éclairage des endroits publics est tout à fait fâcheux pour la vue, les foyers lumineux devraient être dissimulés.

M. Michel Lévy s'exprime à ce sujet de la manière la plus parfaite :

« Combien l'hygiène oculaire gagnerait à ce que le système d'éclairage dans les lieux de réunion fût combiné de manière à placer hors de vue toutes les flammes, toutes les lumières directes, et à ne laisser arriver à l'œil que leur clarté dispersée par des réflecteurs disposés eux-mêmes à l'écart : tel est le système Locatelli, adopté dans quelques théâtres de Venise et dans l'une des galeries du palais de Fontainebleau. »

James Hunter décrit ainsi les effets nuisibles de la lumière artificielle :

« 1° La composition défectueuse de la couleur des rayons ;

2° La propriété qu'ont ces rayons de dégager plus de chaleur que de lumière ;

3° La formation et le dégagement d'acide carbonique agissant sur les yeux d'une façon défectueuse ;

4° L'instabilité et la position, ainsi que la direction désavantageuse que l'on donne généralement à la lumière artificielle. »

En résumé, nous dirons que les yeux faibles devront éviter tout travail, toute occupation à la lumière artificielle ; pour des yeux bien constitués, deux heures de lecture ou de travail à la lumière ne devront pas être dépassées.

Tandis que nous en sommes à la question de lumière, parlons aussi de celle du feu, qui lui est étroitement liée. En peu de mots, nous dirons que le chauffage au charbon de terre doit être banni des appartements, les gaz qui se développent pendant sa combustion sont tout à fait nuisibles, non-seulement aux yeux, mais à l'économie en général. Que de conjonctivites, d'ophthalmies, d'affections catarrhales n'ont d'autre cause que le chauffage au charbon de terre! Que le bois, que le sarment pétille dans les cheminées de nos appartements, et nos yeux y gagneront. De toutes façons, il faudra faire usage d'un écran, de manière à protéger les yeux de la lumière et surtout de la chaleur du foyer; l'habitude qu'ont certaines personnes de se mettre pour ainsi dire la tête dans le feu peut occasionner la production de la cataracte, ou tout au moins de l'amblyopie.

Nous voici édifiés sur un des sujets les plus importants. Parlons maintenant de l'hygiène de la vue pendant le travail. Beaucoup de personnes placent au hasard la table sur laquelle elles écrivent ; pourtant il est à ce sujet plusieurs règles à observer. Ainsi la meilleure manière de recevoir la lumière serait d'en haut, mais comme cela est rarement possible, on devra par exemple la recevoir à gauche. La pièce où on travaille sera au nord, afin d'avoir une lumière égale, les murs seront verdâtres; on bannira les dorures et toutes choses donnant des reflets, surtout en face de soi.

Réveillé-Parise résume ainsi les conditions d'un cabinet de travail : « On observera que les murailles de l'appartement ou du cabinet où l'on est journellement ne soient pas d'un blanc éclatant. Il serait peut-être indispensable d'en bannir les glaces, les bronzes et tous les objets brillants qui réfléchissent la lumière dans toutes les directions. Un simple tapis vert posé sur la table où l'on écrit pour délasser de temps en temps les yeux ; des rideaux de taffetas d'un vert clair à la croisée, et qui répandent dans l'appartement un jour aussi doux qu'agréable ; tels sont les meubles les plus nécessaires aux savants et aux littérateurs dans leurs occupations. Le cabinet où Buffon a tracé ses immortels écrits n'était pas mieux orné. Et que faut-il de plus à l'homme studieux qui veut se livrer à des travaux littéraires soutenus, et ménager l'organe qui lui procure les plaisirs délicats de l'esprit ? C'est encore sous ce rapport, quoique le plus faible sans doute, qu'un modeste grenier convient mieux peut-être aux véritables gens de lettres que ces cabinets magnifiquement dorés, souvent aussi funestes à leurs yeux qu'à leurs talents. »

Nous dirons, en terminant ce sujet, que l'on devra, pendant le travail, reposer sa vue, en regardant de temps à autre de gros objets, car un travail continu et opiniâtre est fort nuisible pour les yeux.

Il est bon de noter aussi que l'on ne devra se mettre à travailler qu'une heure après le réveil, et deux heures au moins après les repas.

Les veilles engendrent force maladies, et notamment celles des yeux; aussi l'hygiène oculaire doit-elle en faire une mention spéciale, afin d'indiquer qu'il n'y a rien de plus fâcheux pour la vue que cette funeste habitude de lire ou de travailler jusqu'à une heure avancée de la nuit. Nécessairement, le jeu et tous les plaisirs analogues qui nous tiennent éveillés alors que c'est le moment du sommeil, sont pernicieux pour la vue; et la masse des amblyopes et des cataractés vous apprendront que leurs maladies sont le résultat d'excès de ce genre.

Parlons maintenant de l'air et de son influence sur la vue.

« L'air pur, dit M. Michel Lévy, est le meilleur topique; chaud ou desséché, il irrite par l'évaporation des larmes; sec et froid, il la provoque;

froid et humide, il dispose aux ophthalmies catarrhales. »

Dans ces quelques lignes, les modifications de l'air sont tracées. Si l'air est très-chaud, on devra fréquemment se bassiner les yeux avec de l'eau fraîche, s'il est froid ou humide, on se garantira les yeux en portant des lunettes à verres plans sans teinte, ou légèrement enfumés.

Combien ne doit-on pas faire attention quand on pense, ainsi que le remarque savamment M. Desmarres, qu'un courant d'air très-froid, au sortir d'un bal par exemple, peut déterminer une amaurose symptomatique d'un décollement de la rétine par congestion séreuse!

Il est de ces préceptes que l'on ne doit jamais oublier. Éviter surtout le froid humide; ne jamais laisser ses fenêtres ouvertes durant les nuits d'été, car une amaurose peut être la conséquence de cette imprudence. Avoir soin de ne pas s'exposer aux courants d'air, car on sait qu'il peut en résulter des ophthalmies souvent fort tenaces.

Nous n'avons pas encore parlé du régime; mais il est important, pour bien conserver sa vue, de suivre les règles que l'hygiène indique, aussi nous ne nous étendrons pas sur ce sujet, et nous renverrons aux livres spéciaux. Il en est de même de la question du sommeil, etc. Nous inviterons, à ce propos, nos lecteurs à lire les charmants traités d'hygiène et de médecine domestique, par M. le docteur E. Beaugrand. Ces deux ouvrages[1], clairement écrits et mis à la portée de tous, sont indispensables, et leur auteur a certes rendu un service réel en popularisant des notions trop souvent méconnues.—On devra lire aussi l'excellent ouvrage du docteur Magne sur l'hygiène de la vue; et si l'on tient à avoir ce qu'il y a de plus complet sur l'hygiène, c'est le savant traité de M. Michel Lévy qu'il faudra lire.

La couleur des yeux indique-t-elle la force de la vue? Beer a remarqué que les yeux bruns étaient plus robustes que ceux gris ou bleus. M. Desmarres ne partage pas cette opinion; nous croyons qu'il a raison; cependant j'ai rencontré quelques faits qui tendraient à accréditer l'opinion de Beer; mais n'ayant rien de bien concluant, il vaut mieux s'en rapporter à un maître, et c'est ce que nous faisons.

On ne trouvera pas étonnant que nous ne parlions pas ici des lunettes, puisque le plus grand nombre des chapitres du présent ouvrage est réservé à cette importante question; seulement nous spécifions ici que l'on ne doit pas faire usage de loupes, ou du moins en faire un usage très-res-

[1] Chez Hachette.

treint. Que dans la vieillesse, on soit obligé de s'en servir quelquefois, cela peut encore se comprendre, mais à tout propos, comme le font certaines personnes, regarder de petits caractères, faire des recherches sur de vieux manuscrits, est chose que l'on ne doit se permettre qu'avec la plus grande circonspection, sous peine d'altérer profondément sa vue.

Puisque nous en sommes sur la question des loupes, donnons donc le conseil aux horlogers, graveurs, etc., d'abandonner leurs mauvaises loupes biconvexes pour se servir de loupes *vraiment achromatiques doubles.* De cette façon, ils y verront nettement, les objets ne seront pas colorés, et ils pourront avec peu de fatigue poursuivre un travail que l'emploi des loupes ordinaires rend souvent impossible. On pourrait pour chaque profession écrire une hygiène de la vue, et certes ce serait un grand bienfait.

Insistons ici pour indiquer qu'il est on ne peut plus fâcheux pour la vue de lire en voiture, en chemin de fer, en se promenant ; les impressions multipliées qui se font sur la rétine finissent par fatiguer beaucoup l'organe de la vue. Répétons encore qu'il ne faut pas se placer trop près du feu et que l'on doit avoir soin de faire usage d'écrans qui garantissent la tête car, en s'écartant de ces préceptes, on risque d'avoir la cataracte.

La vue des vieillards réclame beaucoup de soins. M. le docteur Magne a fort bien tracé l'hygiène de cet âge. Voici le résumé de ses observations.—Faire usage d'aliments délayants, prendre une heure d'exercice après chaque repas, ne pas s'endormir après les repas, préserver la tête de l'action du feu lorsque l'on se chauffe, proscrire tout abus de boissons, éviter tout plaisir contraire à la vieillesse, ne pas veiller et habiter la campagne.

C'est ainsi que l'on parvient, dit le docteur Magne, sinon à enrayer, du moins à retarder les opacités de l'appareil du cristallin.

Le docteur Magne conseille, si la vue diminue, bien qu'il n'y ait pas d'opacité, des frictions une ou deux fois par jour sur les régions temporales, avec le liniment suivant :

| | |
|---|---|
| Ammoniaque liquide........... | 8 gr. |
| Alcoolé très-concentré de noix vomique........................ | 8 |
| Alcoolé de safran............... | 2 |
| Alcoolat de bergamote.......... | 2 |
| Alcoolat de lavande............ | 4 |
| Éther acétique.................. | 4 |

La dose de chaque friction est d'une cuillerée

à café. Si nous indiquons ce collyre, c'est pour faire voir qu'il y a encore des remèdes, même quand la vue diminue chez les vieillards, et que l'on ne doit pas hésiter à suivre les conseils d'un docteur oculiste.

Les corps étrangers qui s'introduisent dans les yeux y causent, comme on le sait, de vives douleurs. Si on a affaire à de petites parcelles de bois, de sable, etc., on pourra en baissant ou levant les paupières, les retirer à l'aide d'un morceau de papier roulé, on fera ensuite de fréquentes lotions à l'eau fraiche.—S'il s'agit de parcelles métalliques ou autres, il sera indispensable de recourir à un homme de l'art.

Nous dirons, en terminant, quelques mots sur l'hygiène de la vue des enfants, qui réclame des soins fort assidus. On devra avoir soin de placer les lits et berceaux de façon à ce que la lumière ne vienne pas blesser leurs yeux, car il pourrait en résulter de graves accidents. Si le lit est placé en face la fenêtre, l'enfant recevant la lumière dans les yeux peut être frappé d'amaurose; si le berceau est placé de côté, l'enfant, dirigeant ses yeux du côté de la lumière, peut loucher. Une autre cause de strabisme ou loucher chez les enfants est la fâcheuse habitude que l'on a de leur tenir les cheveux longs; ceux-ci, venant alors à leur tomber sur les yeux, les masquent en partie et donnent une fausse direction à la vision.

On fera en sorte que les enfants ne se touchent ni ne se frottent les yeux ; et on sera attentif à ce que, dans leurs jeux, ils ne se jettent pas de sable, dont les parcelles entrant dans les yeux finiraient, si cela est répété, par occasionner la maladie connue sous le nom de blépharite-ciliaire.— Le bord des paupières se gonfle, les cils se contournent, une sécrétion s'établit, et il faut recourir à de petits moyens thérapeutiques.

M. le docteur Magne, qui a décrit d'une façon charmante, dans son hygiène, ces petites maladies de l'enfance, conseille, lorsque l'affection survient, de laver les yeux plusieurs fois par jour avec de l'eau fraiche. Si les paupières sont collées le matin, on lavera les yeux cinq ou six fois par jour avec le collyre suivant :

| | |
|---|---|
| Hydrolat de romarin.......... | 40 gr. |
| Hydrolat de laurier-cerise..... | 40 |
| Hydrolat de roses............ | 40 |
| Pierre divine................. | 50 cent. |

Mêlez et filtrez, puis ajoutez :

| | |
|---|---|
| Alcoolé de quinquina.......... | 1 gr. |

Le soir on mettra sur le bord libre des paupières, dans toute leur étendue, une petite quantité de pommade du Régent. Ordinairement la petite maladie cède; mais, dans tous les cas, le mieux est de ne rien faire avant d'avoir consulté un de nos bons docteurs oculistes.

La chose importante chez l'enfant, c'est de développer d'abord ses forces physiques; mais ordinairement c'est tout le contraire que l'on fait, et l'on s'extasie devant ces petits prodiges étiolés qui ne sont à mon avis que de pauvres êtres, dont l'intelligence tendra plutôt à décroître, si une maladie causée par la surexcitation des organes ne les enlève avant l'âge de la jeunesse.

Réveillé-Parise a exprimé tout cela, d'une façon éloquente et parfaite, dans son *Hygiène oculaire;* puissent ses bons et savants conseils profiter à tous :

« A peine les enfants commencent-t-ils à grandir, qu'on les force d'appliquer leurs débiles organes sur des livres qu'ils ne comprennent pas, et dont les couleurs tranchées fatiguent même les yeux des grandes personnes; on veut qu'ils soient éternellement occupés à lire, écrire, dessiner, faire de la musique, et, de plus, coudre, broder, si ce sont des filles. Qu'est-ce autre chose, sinon exiger d'un instrument à peine formé le même usage que s'il avait acquis son point de perfection? Faut-il encore le répéter? Il est bon d'exercer de bonne heure les facultés de l'entendement; mais il ne faut point trop fatiguer la tête des enfants par des études prématurées, qui, en altérant la constitution, affaiblissent également l'intelligence.

« Un des plus beaux principes de la philosophie est peut-être de favoriser, autant que possible, dans la jeunesse, le développement des forces physiques; et ce serait rendre un grand service à l'humanité, de persuader aux parents qu'une intelligence précoce est, en général, le signe d'un tempérament délicat, d'une disposition nerveuse qui devient tôt ou tard fatale à celui qui l'obtient de la nature.

« Chaque chose a son temps! Pourquoi vouloir hâter la culture et la saison? Vouloir qu'un enfant soit grave, raisonnable et appliqué, c'est vouloir qu'une fleur fraîchement éclose soit, du jour au lendemain, un fruit mûr et savoureux.

« Remarquons encore que plusieurs jeux des enfants contribuent parfois à altérer leur vue. Les uns se défient à qui lira en approchant le plus possible les livres de leurs yeux; les autres veulent s'habituer à fixer le soleil, le bout de leur nez, etc. Il en est qui se servent d'un morceau de miroir pour refléter les rayons du soleil dans les yeux de leurs camarades; il n'en faut quelquefois pas tant pour occasionner une goutte sereine ou tout autre accident grave. »

Une des choses les plus importantes à observer à l'égard des enfants, c'est de ne pas les laisser veiller; car la lumière artificielle blesse infiniment leurs yeux, qui n'ont pas encore acquis la force nécessaire. En peu de mots, M. Michel Lévy résume parfaitement ce précepte, que nous engageons les mères de famille à suivre en tous points.

« L'enfant dont la sensibilité oculaire est très-grande sera placé le soir dans son lit, à l'abri des lumières. »

La propreté complète des yeux chez les enfants est indispensable; la plupart des maladies des yeux qui surviennent dans le jeune âge résultent du peu d'attention des parents.

Nous dirons ici quelques mots des collyres, afin d'indiquer comment on doit les employer. Nous dirons aussi les noms de quelques substances qui entrent dans leur composition, non pas pour en prescrire l'usage, mais afin d'intéresser nos lecteurs. Les collyres sont du domaine de la médecine, aussi nous ne nous permettrons aucune recommandation à ce sujet. La seule chose dont on puisse faire usage sans danger est l'eau pure ou additionnée d'une cuillerée à café d'eaude-vie par verre. Dans de petites inflammations du bord des paupières, et lorsque les yeux picotent légèrement, on pourra employer l'eau de roses mélangée à parties égales avec l'eau de plantin ou l'eau de bluet. L'extrait de saturne ne doit être employé que sur une ordonnance de médecin. Pour les yeux faibles, nous croyons pourtant devoir indiquer une petite médication dont nous avons constaté sur nous les bons effets : c'est une légère infusion de thé noir, que l'on emploie à froid et dont on se bassinera les yeux matin et soir.

A l'égard des collyres, M. le docteur Desmarres, dont les conseils savants font autorité, s'exprime ainsi : « L'expérience nous a appris que les simples fomentations, avec les collyres liquides les plus faibles, faits sur l'œil au moyen d'un linge ou d'une éponge, sont de la plus grande utilité, et que l'on ne doit jamais permettre de baigner l'organe dans ces petits vases inventés par Fabrice d'Acquapendente et nommés *œillères*.

Le contact de cette manière est trop direct, trop prolongé, et à moins que le collyre ne soit excessivement faible, presque tiède, on aura des effets tout autres que ceux sur lesquels on aurait dû compter. »

Ces observations sont fort importantes à connaître, ainsi que celles que le même docteur fait à l'égard des pommades.

« Quand on emploie les pommades dans le traitement des maladies des paupières, on doit avoir soin, avant de les appliquer, d'enlever les croûtes, fixées entre les cils, sous peine de n'obtenir qu'un effet nuisible ou tout au moins nul. Rien n'est plus simple que le mode d'application; il suffit de placer sur le bout du doigt, gros comme une tête d'épingle de la pommade, et, l'œil étant tenu fermé, de porter le médicament sur la marge ciliaire, et de l'y déposer au moyen de frictions légères pratiquées dans le sens horizontal. »

Les substances les plus employées dans les collyres sont : le nitrate d'argent, le sulfate de zinc, l'acétate de cuivre, le sulfate de cuivre, le sous-acétate de plomb liquide, l'alun (sulfate d'alumine et de potasse), le borax ou borate de soude, le sulfate d'atropine (belladone).

La pierre divine est aussi très-employée à l'état solide ou liquide, pour cautériser légèrement. Ce composé s'obtient en fondant 90 gr. de chacune des substances suivantes : Sulfate de cuivre, nitre et alun, et en ajoutant un peu de camphre.

Les pommades se préparent avec plusieurs des substances déjà citées. Parmi les plus généralement employées et celles qui ont le plus de vogu dans le public, nous citerons celles de la duchesse de Montebello, de la veuve Farnier et du Régent. Toutes ces pommades doivent leur effet à l'oxyde rouge d'hydrargire (mercure).

La pommade de la duchesse de Montebello contient de l'oxyde rouge et du camphre, celle de la veuve Farnier, analysée par M. Page, pharmacien à Paris, paraît devoir contenir pour 12 grammes de principe graisseux, 30 centigr. d'oxyde rouge et 80 centigr. d'alun.

La pommade du Régent est la conbinaison des deux précédentes et contient l'oxyde rouge, l'alun et le camphre.

Ces diverses pommades, utiles dans certains cas, sont souvent employées inconsidérément, et nous insistons pour que leur usage ne soit adopté que sur l'ordonnance d'un médecin. Je ne parlerai ici ni des poudres, ni des autres moyens thérapeutiques relatifs aux maladies des yeux ; voulant nous renfermer essentiellement dans notre sujet, dont l'optique fait la partie principale, relativement aux maladies des yeux, nous répéterons encore ce que Réveillé-Parise a si bien dit :

« Il faut ne s'en rapporter, dans les maladies graves des yeux, qu'aux gens de l'art les plus expérimentés, et non à cette foule de médicastres qui savent tout, hors qu'ils sont ignorants. »

# XVII

## DE LA CATARACTE[1]

Le mot cataracte vient de καταῤῥάσσω, *je trouble*, ou de καταῤῥάκτης, *chute d'eau*. La meilleure définition qui en ait été donnée est de M. le docteur Desmarres, qui s'exprime ainsi dans son savant *Traité des Maladies des yeux* :

« La cataracte est l'opacité partielle ou totale de l'appareil cristallin. »

Cette affection était connue des anciens, et on en trouve la description dans les ouvrages de Celse et d'Hippocrate ; mais ils se trompaient grandement sur sa nature, car ils croyaient que la cataracte était le résultat d'une chute de liquide, qui venait troubler la vision.

1 *Gutta opaca* des Arabes, *caligo lentis* de Cullen, *der grave staar* des Allemands.

Cette fausse idée se maintint dans la science jusqu'après 1604, et il fallut que Lapeyronie et Morand montrassent à l'Académie des sciences des cristallins opaques obtenus par extraction, pour que la vérité se fît jour. C'est ici qu'il convient de rappeler que chaque vérité acquise est l'œuvre de plusieurs siècles, et que ce n'est qu'à force de persévérance et de travail que l'homme parvient à épeler le livre de la nature.

Quelles sont les causes de la cataracte ? Jusqu'à ce jour, tout ce qui a été dit sur ce sujet est pure hypothèse ; il est prouvé cependant que les vieillards y sont plus prédisposés que les jeunes gens.

Cependant la cataracte peut exister à tous les âges, même dès les premières années. La cataracte est héréditaire ; cette opinion est aujourd'hui tout à fait admise. Maunoir a vu toute une famille atteinte de cette maladie ; tous les docteurs célèbres rapportent des faits semblables.

On a dit que les sujets robustes étaient plus disposés à la cataracte que les sujets faibles. M. le docteur Desmarres ne partage pas cette opinion, et le tempérament n'a rien à faire avec la cause de la cataracte.

Les femmes sont aussi sujettes que les hommes à la cataracte. Quant aux professions, on n'a jusqu'ici rien pu établir de concluant, et malgré des statistiques bien exactes, il a été impossible de savoir si tel ou tel métier disposait plus à la cataracte que tel ou tel autre. Ainsi, à cet égard, règne la plus complète obscurité.

Toutefois on a remarqué avec raison que les coups, contusions, piqûres, sont une cause fréquente de cataracte; un contre-coup peut aussi amener cette maladie; on fera donc bien de se tenir sur ses gardes.

La marche de la cataracte est variable : chez quelques personnes le cristallin peut devenir opaque en quelques jours, tandis que chez d'autres il faudra quatre, six ou huit années pour arriver au même résultat; souvent une cataracte commençante cesse de faire des progrès et reste toujours à cet état.

Les symptômes qui annoncent la cataracte ont été fort bien décrits par M. le docteur Magne dans son savant livre sur les maladies des yeux; voici comment il s'exprime :

« En géneral, lorsque nous sommes consultés pour les yeux atteints de cataracte, nous apprenons que depuis un temps plus ou moins long, quelques mois, quelques années, la vue, qui d'abord éprouvait un sentiment de gêne, est devenue de plus en plus difficile; un léger brouillard, un peu de fumée s'est interposée entre l'œil et les objets extérieurs. Ce nuage a fini par prendre la consistance d'un rideau de gaze, qui permet à peine de distinguer un ensemble, sans pouvoir en saisir les détails. Les malades s'aperçoivent aussi le plus souvent que la vision s'opère plus facilement de côté que de face au crépuscule et dans les journées sombres, que par une lumière vive. La flamme des bougies cesse d'apparaître aussi brillante, mais augmente singulièrement de diamètre, et semble entourée d'une large auréole.

« En même temps que la vue se trouble, les malades éprouvent la sensation de petits corps qu'ils supposent placés devant leurs yeux, et qu'ils comparent tantôt à des mouches, tantôt à des stries rubanées, ou bien à des zigzags, ou des cheveux. »

La cataracte est une maladie qui ne se guérit pas souvent par des médicaments; il faut une opération pour faire disparaître le cristallin et rendre la vision parfaite. Cependant, dès les premiers symptômes, on peut encore espérer de certaines médications, et, au moindre avertissement, on devra se rendre chez un docteur oculiste. Du reste, disons-le, l'opération de la cataracte n'est nullement douloureuse et exige seulement quelques minutes : sur vingt cataractés opérés, dix-neuf parviennent à voir, l'essentiel est de s'adresser à l'un de nos bons docteurs oculistes; et lorsque nous avons dit que la réussite de l'opération est presque certaine, il suffira, pour s'en convaincre, de consulter les statistiques de nos célèbres docteurs, MM. Desmarres, Magne, Blanchet, Desormeaux, Sichel, Velpeau, Nélaton, etc.

La cataracte peut tenir à une opacité de la lentille cristallienne (*cataracte lenticulaire*), ou à l'opacité de la capsule (*cataracte capsulaire*), ou encore à l'opacité de la lentille et de la capsule (*cataracte capsulo-lenticulaire*). La cataracte de l'humeur de Morgani n'est assurément, suivant M. Desmarres, que le ramollissement au plus haut degré du cristallin.

Le diagnostic de la cataracte, le moment de l'opérer, tout cela appartient à la chirurgie et à la médecine.

Nous indiquerons seulement, et cela comme simple observation générale, comment se pratique l'opération.

L'opération de la cataracte se fait par extraction ou par abaissement.

Suivant les sortes de cataractes, le chirurgien choisit l'un des procédés indiqués; c'est là une affaire de diagnostic facile pour nos célèbres docteurs.

Dans l'opération par extraction, on pratique une

incision (avec un kératome, couteau plat triangulaire) dans la cornée transparente (fig. 62), de façon à la détacher par moitié, tout en laissant un petit point d'attache (Desmarres); cela fait, à l'aide d'un petit instrument spécial (kystitome), on incise la capsule du cristallin, puis on coupe le petit point d'attache, on presse légèrement sur l'œil, on reçoit le cristallin qui sort sans difficulté, on enlève ensuite les débris de la capsule et l'opération est terminée.

Dans l'abaissement, on introduit une aiguille spéciale dans l'œil (fig. 63), près de la cornée transparente; puis on incise la capsule et on abaisse le cristallin, en le refoulant dans le corps vitré, comme le montre la fig. 64.

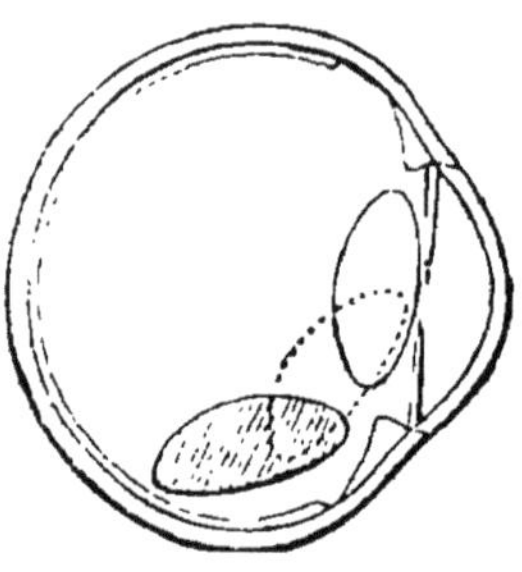

Fig. 64.

L'opération faite, il faut suppléer à la disparition du cristallin; c'est là que l'art est admirable, c'est là qu'il faut bénir Salvino Armato, ce grand

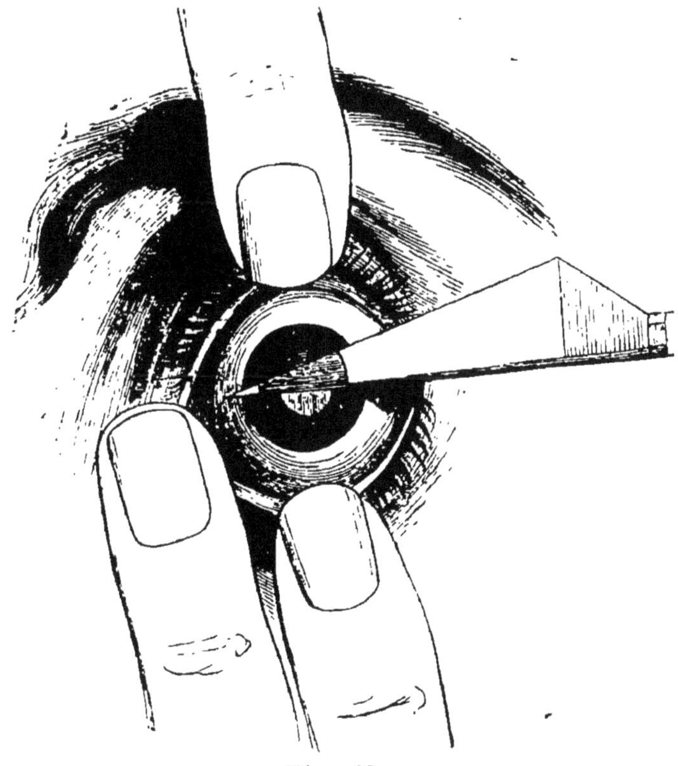

Fig. 62.

bienfaiteur de l'humanité; car, il faut le dire, tout le savoir de nos célèbres chirurgiens resterait infructueux, sans le secours que nous prête l'optique, et on ne pense pas assez à cela, on dit : J'ai été bien opéré, j'y vois d'une manière parfaite; mais après avoir donné des louanges certes bien méritées, au docteur qui a fait l'opération, on ne dit pas un mot des lunettes, on ne s'écrie pas : Salvino devrait avoir sa statue dans l'univers entier, lui, sans lequel je ne pourrais plus contempler la nature et ses merveilles, sans lequel je serais dans l'impossibilité de voir et de me recréer au moyen de ma vue, que l'optique m'a rendue ! Non, l'on entend rien dire, cela semble tout naturel ! bénissons donc Salvino Armato, car le jour où il découvrit les lunettes, il rendit le plus grand service à l'humanité !

La cataracte était opérée chez les premiers Égyptiens, sous le règne de Ptolémée Soter. Galien, qui vivait sous Marc Aurèle, dit qu'il y avait à Rome, où il vivait, des spécialistes pour l'opération de la cataracte. Celse a décrit complétement l'opération; il se servait d'une aiguille droite. Il dit qu'en opérant, on doit plonger l'aiguille à égale distance de la cornée et de l'angle externe, puis aussi que le corps opaque devra être entraîné sous la pupille et posé solidement au fond du

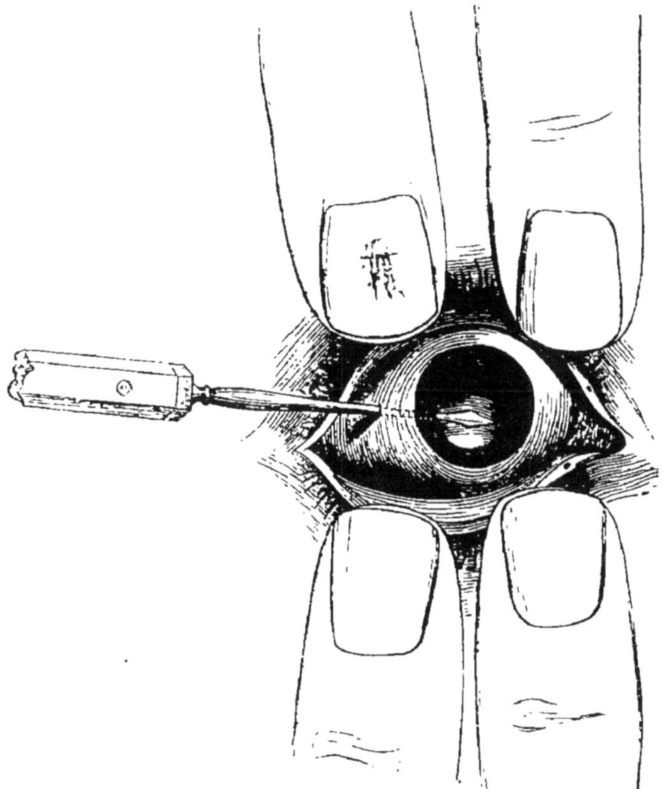

Fig. 63.

bulbe, ensuite broyé s'il semble remonter; *si hæsit, curatio expleta est; si subunde redit, eadem acu magis concidenda, et in plures partes dissipenda est.* Celse indique ensuite les soins à prendre après l'opération. Ce fut seulement au milieu du XVIIIe siècle qu'on découvrit la méthode de l'extraction ; elle et due à Richter, et a été pratiquée pour la première fois par Wenzel le père. Ce fut lui qui opéra à Londres, en 1765, le duc de Bedford; puis, en 1771, à Saint-Pétersbourg, l'illustre Euler, qui découvrit l'achromatisme, et dont nous avons déjà parlé.

Ambroise Paré pratiquait l'opération de la cataracte par abaissement; il dit à ce sujet « qu'il faut tenir sujette de l'aiguille, par l'espace de dire un pate nostre, ou environ, et pendant faire mouvoir vers le ciel l'œil du malade; puis faut retirer l'aiguille en haut, peu à peu en la tournant, et encore en ne la tirant du tout hors de l'œil, à cause que si la cataracte remontait, faudrait derechef la rabattre vers le petit canthus, tant de fois qu'elle y demeure; et ici noteras qu'en faisant telle chose, se faut bien donner de garde de toucher à l'humeur cristallin. »

Les personnes opérées de la cataracte ne doivent se permettre l'usage des verres que sept à huit semaines après l'opération, c'est-à-dire au moment où tous les symptômes de congestion sont passés. C'est M. le docteur Desmarres qui a fait cette observation, et nous la trouvons fort juste ; car nous avons vu plusieurs personnes dont la vue ne s'est jamais bien remise, pour avoir porté trop tôt des verres convexes. — Dès que le docteur a soustrait l'œil à l'obscurité, on doit faire usage de verres plans colorés foncés, dont on diminue ensuite graduellement la teinte. Au bout de huit ou quinze jours, les personnes opérées distinguent déjà assez bien les objets, puis quelque temps après (sept à huit semaines) la vue se trouble, et c'est à ce moment qu'il faut recourir aux lunettes.

Les numéros employés sont généralement ceux des foyers suivants : 2, 2 1/4, 2 1/2, 2 3/4, 3, 4, pour lire, et les numéros 5, 5 1/2, 6, pour voir de loin. Souvent, au bout de quelque temps, on est obligé de prendre des verres plus faibles, et certains cataractés lisent avec du 5 et voient de loin avec du 10.

Le choix des numéros dans la cataracte doit être fait avec beaucoup de soin ; là encore l'utilité de la gradation par faibles degrés est indispensable. Souvent aussi on fait usage de verres bombés colorés, si la lumière fatigue.

J'ai essayé aussi l'emploi des *verres achromatiques* pour la cataracte, et je puis dire que les personnes qui les ont employés trouvent qu'ils donnent une netteté que les verres ordinaires ne peuvent égaler. Ces verres sont lourds, il est vrai, mais ils ont des avantages incontestables, et pour la lecture on peut organiser un petit appareil qui permette de lire sans fatigue. J'espère donc que l'usage des *verres achromatiques* pour la cataracte se popularisera.

# XVIII

## DE L'ASTHÉNOPIE, DE L'AMBLYOPIE ET DE L'AMAUROSE

Dans ce chapitre nous examinerons brièvement les affections visuelles connues sous les noms d'asthénopie, d'amblyopie et d'amaurose. Mais avant nous dirons quelques mots des troubles visuels en général.

Des milliers de causes peuvent amener le trouble visuel, et les phénomènes qui se présentent ont fait donner divers noms aux affections qui en résultent. Nous allons les examiner, puis nous aurons occasion de décrire celles qui sont les plus intéressantes.

Ainsi, dans les *amauroses,* la vue s'éteint par degrés, si lors de son début (*amblyopie*) on ne l'arrête par des soins empruntés à la thérapeutique. Dans certains cas (*certaines choroïdites*), l'œil présente à l'intérieur des désordres éminents, et la vision est cependant peu altérée. D'autres fois, on n'aperçoit pas de désordres pathologiques, et la vision devient presque nulle au bout d'un instant (*asthénopie*, *kopiopie*). Nous avons examiné le trouble visuel qui empêche de voir les objets distants, et qui permet de distinguer ceux rapprochés (*myopie*) puis la vision dont les effets sont contraires (*presbyopie*).

Il peut arriver aussi qu'une portion d'un corps est vue plus lucidement qu'une autre (*méropie*), ou encore qu'une partie d'un corps est seule bien perçue, les autres étant couvertes d'un voile obscur (*hémiopie*). Souvent, dans certaines amauroses, on ne voit bien qu'en penchant la tête (*visus obliquus*), souvent aussi une barre semble cacher les objets (*visus trabecularis*).

Quelquefois on aperçoit des taches fixes, par rapport à l'axe visuel (*scotopsie*) ; tantôt ces taches sont passagères ou volantes (*myodopsie*, myodésopie, imaginations de Maître-Jan, berlue de Sauvages), tantôt aussi ce sont des corps lumineux que l'on aperçoit (*photopsie*).

Lorsque la lumière fatigue et irrite l'organe visuel, on désigne cette affection sous le nom de *photophobie*, et lorsque la lumière vive facilite la vision, on appelle cela *photolimie*.

Les objets peuvent aussi être aperçus avec d'autres couleurs que celles qu'ils possèdent (*chrupsie*). On peut aussi les voir à travers un treillage (*visus reticulosus*).

Parfois la vue des objets est défigurée (*métamorphopsie*). Souvent la vision est double (*diplopie*) ou encore multiple (*polyopie*). On peut aussi voir les objets plus grands (*mégalopie*), ou plus petits (*micropie*). Dans certains cas on possède la vision perçante (*oxyopie*). Toutes ces affections de la vue arrivent dans le cours de certaines maladies ou dans certaines circonstances pour lesquelles il faut avoir recours aux gens de l'art les plus expérimentés.

Parlons maintenant de l'asthénopie (fatigue de l'accommodation, Desmarres; hypermétropie, Donders ; kopiopie, Sichel; vue faible, expression vulgaire; asthenopie, Mackensie), affection très-répandue et à laquelle on porte souvent trop peu d'attention.

Le mot *asthénopie* signifie œil sans force ; c'est un état particulier de la vision dans lequel on voit d'abord nettement les objets rapprochés, puis au bout d'un instant une telle fatigue survient qu'il est impossible de ne pas détourner la vue.

Les personnes atteintes d'asthénopie n'éprouvent aucune fatigue à regarder les objets éloignés, et ont les yeux parfaitement sains.

Pour revenir aux symptômes de cette affection, nous dirons que lorsque l'on veut se livrer au travail, soit lire, coudre, etc., on est obligé, à cause de la fatigue que l'on ressent et du trouble qui semble s'étendre sur les objets, de quitter à l'instant toute occupation, car si l'on veut persister la tête devient lourde, les globes oculaires sont douloureux, les tempes et le front semblent comprimés, etc.

Si l'on vient à se reposer un instant en contemplant des objets éloignés, la vision redevient nette jusqu'à ce qu'une attaque d'asthénopie vienne assaillir tout à coup la personne atteinte de cette affection:

Les personnes obligées de coudre, les modistes, les fleuristes, les personnes qui écrivent, peuvent souvent, après le repos du dimanche, travailler trois ou quatre jours de la semaine, puis il leur est impossible de continuer, et comme on le voit cet état est on ne peut plus fâcheux.

Les personnes atteintes d'asthénopie sont en général délicates. Cette maladie est fréquente dans la jeunesse et dans l'enfance, elle peut souvent durer toute la vie.

L'asthénopie peut être acquise, ou congénitale; dans ce cas, il faudra prendre les plus grandes précautions, car alors on est né avec des yeux faibles, c'est-à-dire avec des yeux dont la rétine se lasse facilement.

Ainsi l'asthénopie ne peut être confondue avec la myopie (car l'asthénope lit à la distance ordinaire), pas plus qu'avec la presbyopie, car un moment d'intervalle suffit pour faire disparaître l'asthénopie, tandis que dans la presbyopie cela n'arrive pas.

La cause de l'asthénopie acquise réside tout entière dans une application forcée de la vue sur de petits objets; on ne doit donc pas s'étonner si les couturières, tailleurs, horlogers, dessinateurs, compositeurs d'imprimerie, en sont si fréquemment atteints; les veilles, les excès, peuvent y prédisposer également.

L'asthénopie est une affection grave qui paraît avoir son siége dans la rétine; on devra donc y porter la plus grande attention. Si c'est la profession qui en est la cause, le mieux sera d'en changer; car au moins on aura quelque chance de guérison.

Le traitement de l'asthénopie consiste à éviter l'exercice des yeux sur de petits objets, ou au moins à se reposer fréquemment, et même souvent à suspendre son travail pendant plusieurs semaines. M. le docteur Mackensie, qui a traité cette question de main de maître, conseille comme moyens efficaces les bains de mer, les bains froids, puis une foule de moyens qui ne rentrent pas dans le cadre de cet ouvrage ; du reste, l'asthénopie exige l'examen d'un docteur oculiste.

Les verres convexes conviennent dans l'asthénopie, car ils permettent aux malades de continuer souvent leurs occupations. Dans ce cas, c'est avec les nos 90, 80, 72, que l'on réussit à apporter quelque soulagement. Il faut dans ces choses apporter la plus grande circonspection, et avoir affaire à un praticien capable. Que de fois, hélas! n'avons-nous pas vu des asthénopes auxquels on avait perdu la vue par l'usage de numéros forts! En effet, la personne se présentait dans la première boutique venue, demandait des lunettes pour lire; on la considérait comme presbyte, on lui donnait alors des verres forts, qui, faisant l'office de loupes, permettaient de voir nettement, il est vrai, mais pour peu d'instants, et avaient pour désavantage de perdre totalement la vue. Dans certains cas aussi, les verres convexes ne paraissent pas avoir d'avantages, mais ces cas sont rares.

L'*amblyopie* est une affection tout à fait différente de l'asthénopie, car alors la rétine est émoussée, altérée, et les symptômes sont tout à fait différents.

Dans l'amblyopie, les objets rapprochés et éloignés sont troubles, si l'amblyope fixe ou *attache solidement* ses yeux, comme le dit si bien M. le docteur Mackensie, il peut parvenir à voir un peu, tandis que, dans l'asthénopie, c'est en fixant que la confusion apparaît.

L'amblyopie est une affection grave, qui réclame une prompte intervention des moyens médicaux. L'emploi des verres convexes ne paraît pas être utile ; cependant ils peuvent être essayés, car dans certains cas d'*amblyopies asthénopiques* ils peuvent, comme le remarque M. le docteur Desmarres, amener de bons effets.

N'oublions pas que parmi les nombreuses causes qui mènent à l'amblyopie, on peut citer en première ligne l'usage des verres trop forts surtout, puis aussi l'emploi de ceux trop faibles. Cet avertissement doit faire réfléchir.

Si l'amblyopie n'est pas promptement soignée, si on ne se met de suite entre les mains d'un bon docteur oculiste, l'amblyopie tourne rapidement à l'*amaurose*, c'est-à-dire à la perte de la vue, et dans ce dernier cas nos célèbres docteurs ont une peine infinie à déraciner le mal ; cependant il ne faut pas se décourager, car la science oculistique a d'immenses ressources et des représentants célèbres.

# XIX

## DU STRABISME, DE LA DIPLOPIE

### DE LA MYDRIASE

Le strabisme ou vue louche consiste dans un manque d'harmonie des axes visuels; ainsi si la personne louche veut regarder un objet, il arrive que l'un des yeux prend une direction contraire à celle qu'il devrait prendre. C'est ici un cas de strabisme simple, mais s'il arrive que lorsque les deux yeux sont ouverts, que la déviation s'empare plutôt de l'un ou de l'autre, suivant que le malade se sert de tel ou tel œil, le strabisme est dit alternatif.

Le strabisme peut être *convergent* ou dirigé du côté du nez, *divergent* lorsque l'œil se dirige en dehors; frontal *(sursum)*, quand l'œil est tourné en haut; inférieur (*deorsum*), lorsqu'il se dirige en bas; on a vu aussi, mais rarement, le strabisme horrible (*strabismus horrendus*), dans lequel l'un des globes est entraîné vers le front, et l'autre vers la joue.

Les causes du strabisme sont très-nombreuses, aussi nous ne pouvons les examiner ici. Son traitement consiste dans l'usage des louchettes, fig. 65,

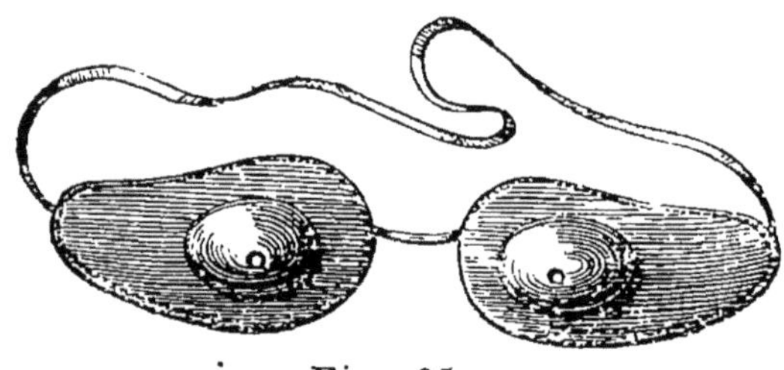

Fig. 65.

dans un exercice approprié, dans le traitement médical, et dans l'opération.

Afin de remplacer les louchettes, les lunettes à pinnules inventées par mon grand-père, Vincent Chevalier, nous avons imaginé une nouvelle lunette antistrabique, reproduite fig. 66, qui per-

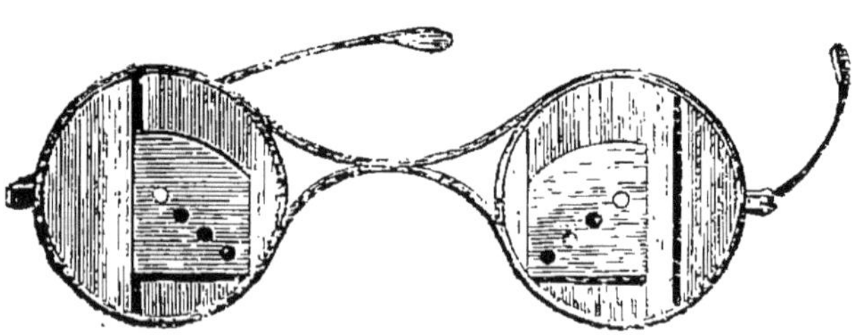

Fig. 66.

met de graduer à volonté l'ouverture donnant passage aux rayons lumineux, de façon à forcer graduellement le malade à avoir une vision centrale. Ce moyen réussit souvent chez les enfants.

On doit remarquer aussi que chez de jeunes enfants le strabisme tient souvent à une légère myopie, et nous avons fait disparaître le strabisme chez le jeune de S... par l'emploi simultané de notre lunette antistrabique, et de verres concaves n° 80.

Le strabisme réclame toujours l'examen d'un docteur oculiste. Parlons maintenant de la diplopie ou *vue double*. Dans la diplopie, on voit deux objets au lieu d'un. On distingue la diplopie binoculaire, lorsqu'il y a perception de deux objets avec les deux yeux, ou diplopie unioculaire, si les deux objets sont perçus avec un seul œil.

La diplopie provient de la paralysie d'un des muscles de l'œil. Cette affection se traite à l'aide de moyens thérapeutiques, et par l'emploi des *verrès prismatiques*.

Dans son savant traité, M. Desmarres s'exprime ainsi : « Mais l'usage des prismes n'a pas pour seul effet et pour seul but de redresser mécaniquement l'innervation, il a en outre une grande influence sur le rétablissement progressif de l'innervation, du moins pour les muscles droits interne et externe. On sait, en effet, que si l'on place un prisme devant l'un des deux yeux, sur une personne saine, elle verra double au même instant, mais que si le prisme n'est pas trop fort, et que la base soit renversée au dehors ou en dedans, la seconde image disparaîtra après un instant par un effort des muscles droits interne ou externe. On sait encore que de ces deux muscles, l'interne est doué d'une puissance de rectification plus grande, car il peut vaincre la déviation d'un prisme de 14, 15, et même 16 degrés, dont la base serait tournée en dehors, tandis que l'externe peut à peine fondre l'image sous un prisme d'une puissance de 7 à 8 degrés, dont la base serait tournée en sens inverse.

« C'est cette puissance de contraction des deux principaux muscles que l'on utilise pour rectifier la diplopie d'origine paralytique, et pour corriger celle si nécessaire qui naît sous l'influence de certains strabismes. »

On sait que les prismes ont la propriété de dévier les rayons lumineux vers leur base, comme le montre la figure 67 que j'ai tirée de la *Dioptrique* de Descartes (1550) qui explique les déviations de la vision à l'aide des prismes. Aussi on comprendra parfaitement par cette figure comment on ramène à sa vraie direction la vision diplope.

On emploie des verres prismatiques de 1 à

20 degrés. Ces prismes devront être en crown pur,

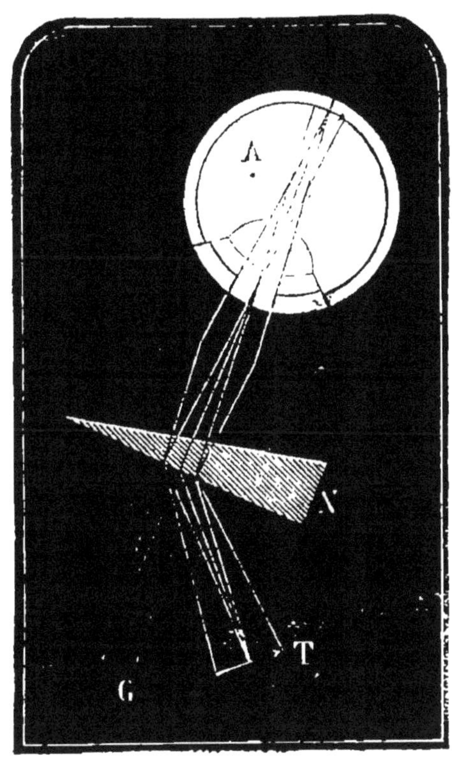


Fig. 67.

parfaitement polis, et d'un angle précis. L'efficacité des prismes pour les diplopes est évidente, et nous avons vu bon nombre de personnes guéries à l'aide de ce moyen.

La mydriase est la dilatation exagérée et permanente de la pupille. Cette maladie peut exiger un traitement médical auquel on associe souvent l'emploi de lunettes composées de plaques noircies et percées d'un petit trou (fig. 68), ce qui rend la vision nette.

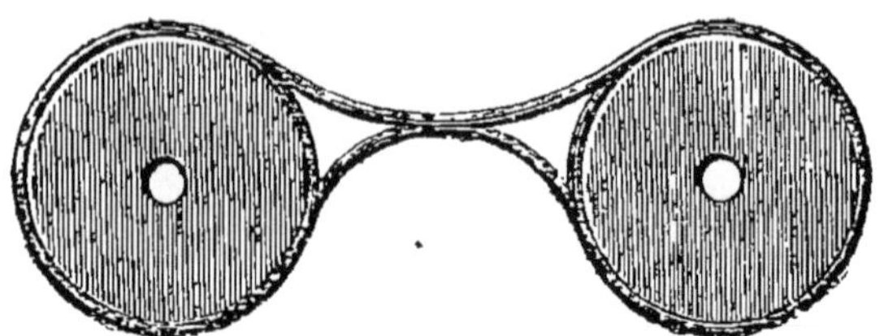

Fig. 68.

L'affection inverse, qui consiste dans le rétrécissement exagéré de la pupille, se nomme *myosis*.

On a imaginé aussi pour l'usage certaines lunettes munies de petits cônes en cuivre (fig. 69),

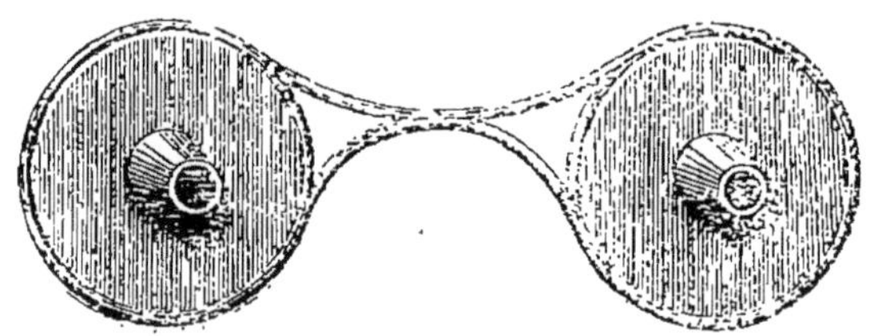

Fig. 69.

mais cela revient au même que les tubes noircis

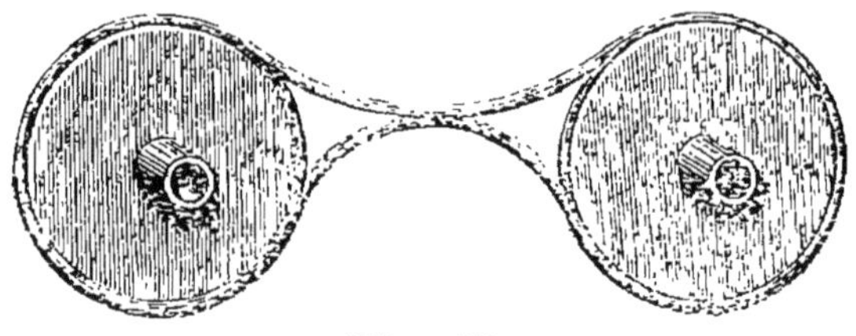

Fig. 70.

(fig. 70) adaptés aux lunettes indiquées par mon père en 1841, dans son *Manuel des myopes et des presbytes*.

## XX

### DIVERSES MALADIES DES YEUX

Nous indiquerons ici quelques maladies des yeux, les plus intéressantes. Si l'on veut avoir à ce sujet des données étendues, il faudra lire le savant travail de M. le docteur Desmarres, celui si parfait de M. Mackensie, les ouvrages si intéressants de M. le docteur Magne ; alors on pourra avoir une idée complète des maladies des yeux.

Chacun sait que certaines personnes sont atteintes de filaments qui semblent voltiger devant les yeux. Cette maladie, bien étudiée aujourd'hui, se nomme *myodopsie*. D'autres fois, ce sont des taches noires (*scotomes*). Ces derniers symptômes sont plus graves et nécessitent l'examen d'un docteur.

L'*héméralopie* est une singulière maladie qui

fait que l'on ne voit bien que le jour : les journaux ont publié dernièrement un exemple singulier d'héméralopie.

« Il y a quelques mois, dit *le Constitutionnel*, lorsque le 5e bataillon de chasseurs à pied était en garnison à Vincennes, des militaires de ce bataillon, en assez grand nombre, étaient atteints d'une infirmité assez singulière. Le soir, à la tombée de la nuit, ils cessaient complétement d'y voir clair, et pendant que leurs camarades, non affectés de la même infirmité, allaient et venaient dans la caserne, où ils étaient de garde, eux mêmes ne pouvaient faire un seul pas sans être conduits par la main, comme s'ils avaient été aveugles.

« Plusieurs cas semblables se sont manifestés depuis l'arrivée du bataillon à Paris, et, lorsque la nuit tombe, les hommes atteints du mal dont il s'agit sont obligés de se mettre à la file les uns des autres, en se tenant par la main, tandis qu'un de leurs camarades se met à leur tête et les dirige.

« Du reste les yeux des hommes affectés d'héméralopie ne présentent aucun symptôme de maladie; ces hommes voient parfaitement clair dès que le jour reparaît. Cet état de choses est, dit-on, sans danger et ne saurait manquer de s'améliorer promptement, sous l'influence du traitement auquel sont soumis les militaires qui éprouvent cette indisposition, que l'on étudie en ce moment avec soin dans ses causes et dans ses effets. »

L'héméralopie est une maladie de la rétine ; il semble que cette membrane, devenue paresseuse, a besoin d'être stimulée par la grande lumière du jour pour pouvoir fonctionner. Les causes de cette maladie sont : l'habitation dans des lieux humides, dans le voisinage des marais, l'impression du froid, de la lumière trop vive, etc. L'héméralope voit parfaitement le jour, mais dès que le soleil disparait, la vue se couvre d'un nuage, ou même se trouve complétement abolie. Nos savants docteurs triomphent de cette maladie par un traitement général, l'usage de purgatifs, vomitifs, etc.

La *nyctalopie* est le contraire, car ici, la vision se trouve abolie le jour et, le soir, la vision est assez parfaite. On comprend que les verres colorés peuvent ici être appliqués. La nyctalopie résulte d'une inflammation de la rétine. Dans cette maladie, il arrive souvent que l'on peut lire dans les ténèbres et que la lumière d'une simple bougie ne peut être supportée.

L'*achromatopsie* ou *daltonisme* est une singulière affection qui fait que l'on ne peut reconnaître certaines couleurs. Certaines personnes ne voient pas le rouge, d'autres le vert, etc. Des verres colorés complémentaires peuvent être employés. J'ai vu dernièrement, dans le service de M. le docteur Desormeaux à l'hôpital Necker, une femme qui ne voyait que le rouge ; l'écriture noire n'était pas visible pour elle, mais elle pouvait déchiffrer des lettres rouges. Comme on le voit, cette maladie est fort singulière.

Les *kératites* sont des inflammations de la cornée transparente. Dans cette maladie, la cornée est mate, terne, et offre un aspect singulier. Si on n'a recours promptement aux soins d'un docteur, il se forme des épanchements d'une couleur jaunâtre qui finissent par abolir la vision. La kératite ponctuée est causée par une multitude de points situés sur la cornée et dont la perception exige l'emploi de la loupe ; au premier aspect, la cornée semble saine. Cette affection est assez difficile à guérir.

L'*iritis* est une inflammation de l'iris. Cette affection est on ne peut plus douloureuse ; la lumière ne peut être supportée sans des douleurs atroces. L'iris change de couleur ; s'il est bleu, il devient vert ; s'il est brun, il devient roux ; dans certains cas, les vaisseaux de la conjonctive et de la sclérotique s'engorgent, et cela devient assez grave. Dans l'iritis chronique, l'iris est décoloré, la lumière est supportée avec peine, la vision perd de sa netteté, la pupille est peu mobile, souvent l'iris se soude à la capsule cristalline, et alors ces complications deviennent sérieuses ; on peut les éviter en se hâtant d'avoir recours au médecin oculiste.

Les *ophthalmies* sont des inflammations de la conjonctive. Suivant leur aspect, on les désigne sous le nom de conjonctivites simple, pustuleuse, granulaire, purulente. Dans la conjonctivite simple les vaisseaux de la muqueuse sont injectés à un plus ou moins grand degré ; il existe de la gêne et de la cuisson ; cette légère affection cède promptement sous l'influence de la médication.

Dans la conjonctivite pustuleuse, outre la rougeur, on voit près du bord de la cornée une petite pustule où viennent aboutir les vaisseaux injectés. Dans la conjonctivite granulaire catarrhale, on voit des granulates sous les paupières, et en nombre souvent si considérable qu'elles soulèvent la paupière d'une façon notable.

La conjonctivite purulente est fréquente chez les enfants. Un courant d'air froid peut, chez le nouveau-né, déterminer cette horrible maladie. C'est ici qu'il faut recommander aux mères de famille de faire soigner de suite leurs enfants atteints de cette affection, car, faute des soins d'un docteur éclairé, la vue peut être rapidement perdue pour toujours, et cela se comprendra lorsqu'on saura que, l'inflammation gagnant la cornée, cètte dernière se trouvera perforée, détruite, et l'œil se videra, puis les membranes se contracteront de façon à clore l'organe visuel.

Nous ne parlerons pas ici du compère loriot ou orgeolet, que tout le monde connait.

Une affection qui effraye souvent et qui pourtant n'est rien, puisqu'elle cède à des lotions d'eau fraîche, est l'*ecchymose de la conjonctive,* qui arrive après une contrariété, une commotion, et qui consiste en l'injection des vaisseaux, qui prennent une teinte rouge vif.

La *blépharite* consiste dans l'inflammation des glandes de Meibomius; le bord des paupières est rouge; le matin, les yeux sont collés; il y a de la cuisson et de la démangeaison. En deux ou trois jours, nos célèbres docteurs font disparaître cette insupportable affection.

L'*œdème des paupières* consiste dans leur boursouflement, sans accompagnement de rougeur. Rien n'est plus bénin que cette maladie.

L'*ectropion* est le renversement des paupières en dehors; lorsqu'elles sont renversées en dedans, la maladie prend le nom d'*entropion*.

Le *trichiasis* est le renversement des cils en dedans; il peut amener des inflammations rebelles, et souvent le *chalazion*, qui est l'hypertrophie des follicules du cartilage palpébral. Le *symblépharon* est une simple affection caractérisée par l'adhérence des paupières et de la sclérotique. Ici, une petite opération est de rigueur.

Les *taies de la cornée* arrivent souvent après les kératites. Lorsque la vision est affaiblie, il peut exister un *nuage;* alors la taie est simple. Si la taie est plus opaque, on la nomme *albugo*. Lorsque l'opacité est complète, cela s'appelle *leucoma*. ou *leucome*.

Le *cercle senile* ou *gérontoxon* est un cercle opaque qui se trouve sur la cornée, vers la sclérotique. Cette opacité se trouve chez tous les vieillards, et ne nuit pas à la vision.

L'*hémiopie* est une singulière affection qui fait qu'on ne voit que la moitié des objets; la paralysie est alors partielle. Cette maladie est guérissable si on se hâte de voir un docteur. La *fistule lacrymale* résulte du rétrécissement ou de l'oblitération du canal nasal. L'opération est toujours nécessaire, car cette affection est fort incommode.

Les mouches volantes (*myodésopie*) ou filaments qui semblent voltiger devant les yeux, font le désespoir d'un grand nombre de personnes. Elles affectent diverses formes et se meuvent lorsque l'on tourne les yeux. Ces mouches tiennent souvent à de petits corpuscules situés dans les liquides de l'œil, et il est souvent difficile de les faire passer.

Il existe aussi des mouches fixes qui ne changent jamais de position, mais qui bougent aussi suivant que se meuvent les yeux. Elles tiennent à des congestions des vaisseaux rétiniens, et offrent peu de chances de guérison.

M. le docteur Mackensie, qui a si bien traité cette question, conseille de mettre le malade en garde contre toutes les causes excitantes, telles que l'abus des yeux, les excès de toute sorte, les veilles, l'usage de l'alcool, sous quelque forme et en quelque quantité que ce soit. Les seuls moyens remédiables, cités par Malher, sont le repos continu des yeux, ce qui, chez certaines personnes, a totalement fait disparaître les mouches volantes.

Le célèbre Buffon fut atteint de mouches volantes, et en voyait de telles quantités, qu'il en fut profondément effrayé. Il dut se reposer quelques mois, et finit par avoir le bonheur de voir disparaître ces insupportables filaments.

Le *pinguécula* est une petite tumeur qui se forme sur la sclérotique près de la cornée.

Le *ptérygion* est une épaisseur de la conjonctive qui peut abolir la vision en s'étendant sur la cornée.

Le *staphylome* est une tumeur située sous la conjonctive, à la partie antérieure ou postérieure du bulbe visuel. Il est fréquent dans l'hyper-myopie.

Le *myosis* est le resserrement exagéré de la pupille.

En terminant cet aperçu, nous dirons qu'il peut se développer des animaux dans l'œil, témoin les cysticerques du corps vitré, que nos docteurs ont eu assez souvent l'occasion d'extraire, et dont ils ont donné des figures tout à fait exactes.

# XXI

## DE L'OPHTHALMOSCOPE

*On peut voir parfaitement le fond de l'œil!* Cela doit sembler miraculeux, mais pourtant le fait est vrai, et grâce à l'invention de l'*ophthalmoscope*, qui fut découvert en 1851, par Helmoltz, on parvient à connaître une foule d'affections qui auraient été sans nul doute toujours ignorées.

Cette invention, comme on peut le penser, a fait marcher d'un pas immense la science de l'oculistique, et de nombreux savants s'empressèrent d'adopter le nouvel instrument, et de le perfectionner sous tous les rapports.

Parmi les docteurs célèbres qui perfectionnèrent l'ophthalmoscope nous citerons MM. Anagnostakis, Coccius, Desmarres, Donders, Epken, Follin, Gaëfe, Jæger, Hasner, Lubrich, Ulrich, Zehender, puis encore MM. Desmarres fils, Galenzowski, etc.

Si la science de l'oculistique a fait de notables progrès, elle les doit à l'invention de l'ophthalmoscope, et aujourd'hui cet instrument est devenu le compagnon inséparable du docteur oculiste, c'est *sa pierre de touche*, à l'aide de laquelle il fait un diagnostic certain des choses les plus difficiles à reconnaître. Jadis les maladies de la rétine, de la choroïde, du cristallin, ne pouvaient être appréciées, aujourd'hui le moindre trouble visuel ayant pour cause les altérations dans les profondeurs de l'œil est connu, et l'on peut au moins agir avec certitude.

On distingue, dans l'emploi général, les *ophtalmoscopes fixes*, et ceux à main (ces derniers sont les plus employés); nous donnerons donc la description de l'*ophthalmoscope à main*. Cet instrument se compose d'un miroir concave en verre étamé, en argent ou en acier; ce miroir, fixé à un manche, est d'un foyer de 20 à 25 cent., et est percé à son centre d'un trou de 3 millim. environ. Il est accompagné d'un ou de plusieurs verres concaves ayant 24, 27 ou 30 lignes de foyer, puis d'une lentille concave de 10 pouces de distance focale.

Derrière le miroir, une pince permet de recevoir des verres concaves ou convexes, devant servir pour l'observateur, s'il est myope ou presbyte. Les miroirs en glace étamée sont supérieurs à tous; ils doivent être bien sphériques et parfaitement étamés, on ne les fait bien que dans les ateliers d'optique. Quant à ces miroirs en acier ou en argent, polis sur la roue dans les ateliers d'instruments de chirurgie, ils ne sont ni sphériques, ni paraboliques; ils donnent à leur foyer une tache colorée parsemée d'irrégularités tenant à la mauvaise confection du miroir. Cependant ces miroirs sont les plus employés.

Les verres doivent être en crown pur, très-exacts, sans la moindre bulle ni strie; mais pour accompagner le miroir poli à la roue, on met des verres tout à fait ordinaires et très-mal faits. Nous avons déjà remplacé bon nombre de lentilles d'ophthalmoscopes, et la netteté des lentilles bien faites n'est pas à comparer avec l'effet des autres.

Comment se sert-on de l'ophthalmoscope? La chose est simple : on se place dans une chambre rendue obscure, on met une lampe à côté du malade, puis, en dirigeant le miroir vers l'œil à examiner, on l'incline de façon à faire tomber la lumière réfléchie de la lampe sur l'œil à explorer, on regarde par le trou du miroir, et la pupille qui est noire, semble alors rouge, le fond de l'œil est donc éclairé. On prend alors une lentille convexe ou concave, que l'on place près de l'œil du malade, et on aperçoit la structure intérieure de l'œil. La fig. 71 représente exactement la position du chirurgien et du malade.

Pourquoi voit-on le fond de l'œil? En voici la cause en peu de mots : Le fond de l'œil étant éclairé envoie des rayons qui, traversant le cristallin, viennent en avant de l'œil former une image de ce même fond. Mais l'image est trouble, et l'effet de la lentille convexe que l'on interpose, la diminue, la rend plus brillante et la définit. La fig. 72 explique la marche des rayons. En em-

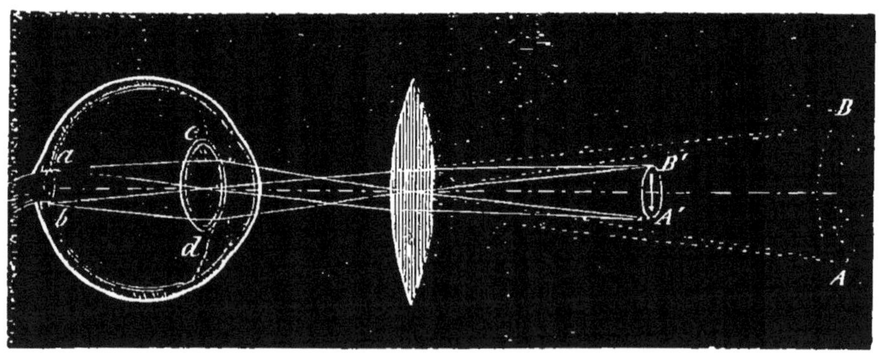


Fig. 72.

*a b* Papille
*c d* Cristallin
B A Image de la papille formée sans lentille.
B' A' Image formée par l'interposition de la lentille.

ployant la lentille biconvexe, l'image est ren-

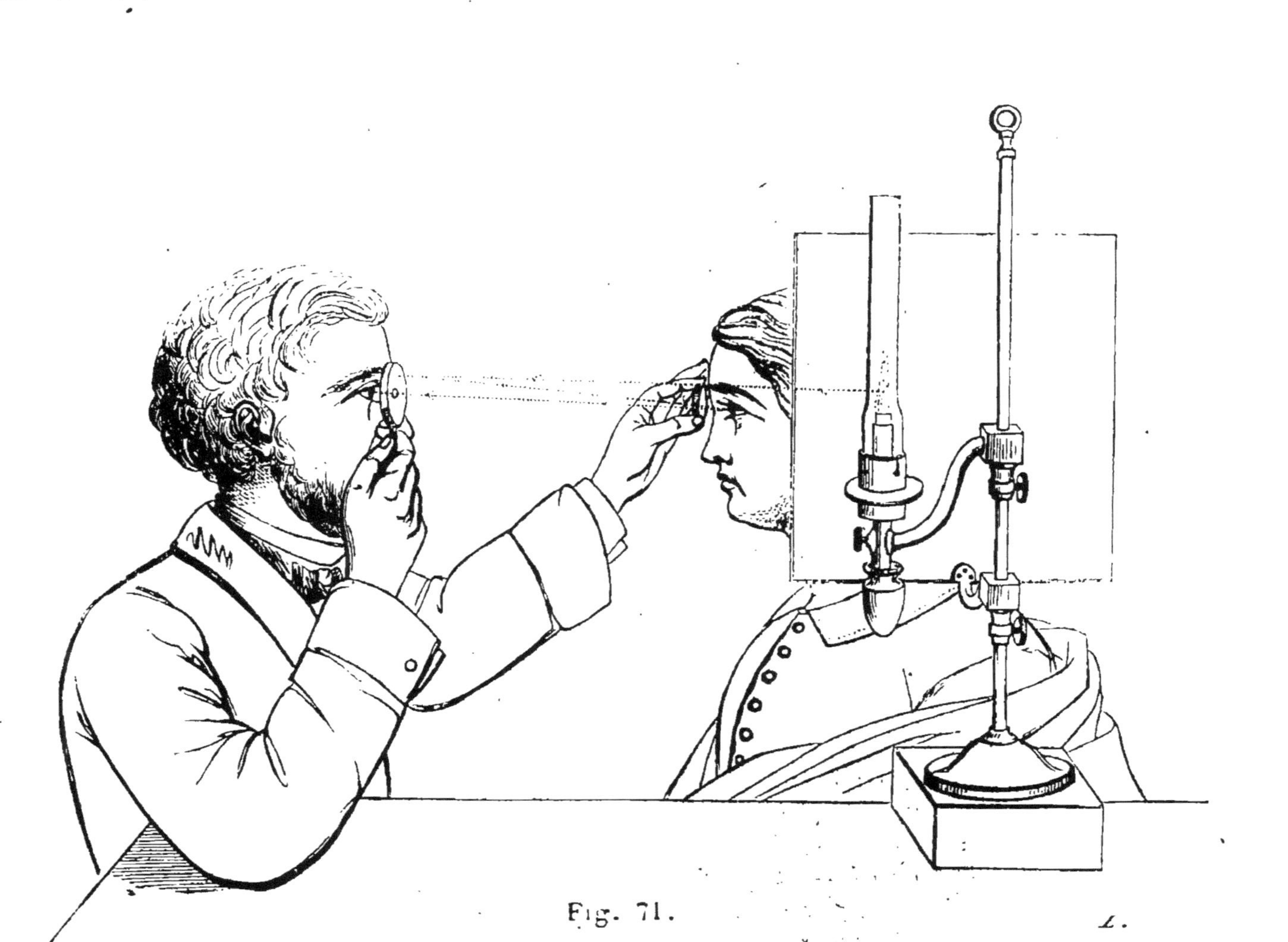

Fig. 71.

versée, elle serait droite avec une lentille concave.

Le maniement de l'ophthalmoscope présente des difficultés; il demande une grande habitude : aussi ne doit-on se laisser examiner que par un praticien capable.

Afin de voir parfaitement, on agrandit souvent la pupille à l'aide de la belladone ou de sa partie active (sulfate d'atropine); une goutte de cette substance, placée en dedans de la paupière inférieure, dilate à l'instant la pupille, de façon à faire presque disparaître l'iris. Un jour suffit pour que les choses se rétablissent.

Afin d'intéresser nos lecteurs, nous avons figuré sur la planche ci-contre le fond d'un œil sain, fig. 1, et le fond d'un œil atteint de choroïdite, fig. 2.

Dans la fig. 1, on aperçoit au milieu un disque blanc jaunâtre, c'est la papille du nerf optique. On sait que ce nerf pénètre dans l'œil et s'épanouit pour former la rétine; c'est donc la partie qui pénètre dans l'œil qui vient faire éminence au fond, que l'on nomme la papille du nerf optique. Du centre, on voit émaner des vaisseaux : ce sont les veines et artères de la rétine, qui se répandent sur cette dernière membrane. Non loin de la papille, on aperçoit une petite tache : c'est la *macula lutea* dont nous avons parlé.

La figure 2 montre les désordres qui existent

1.

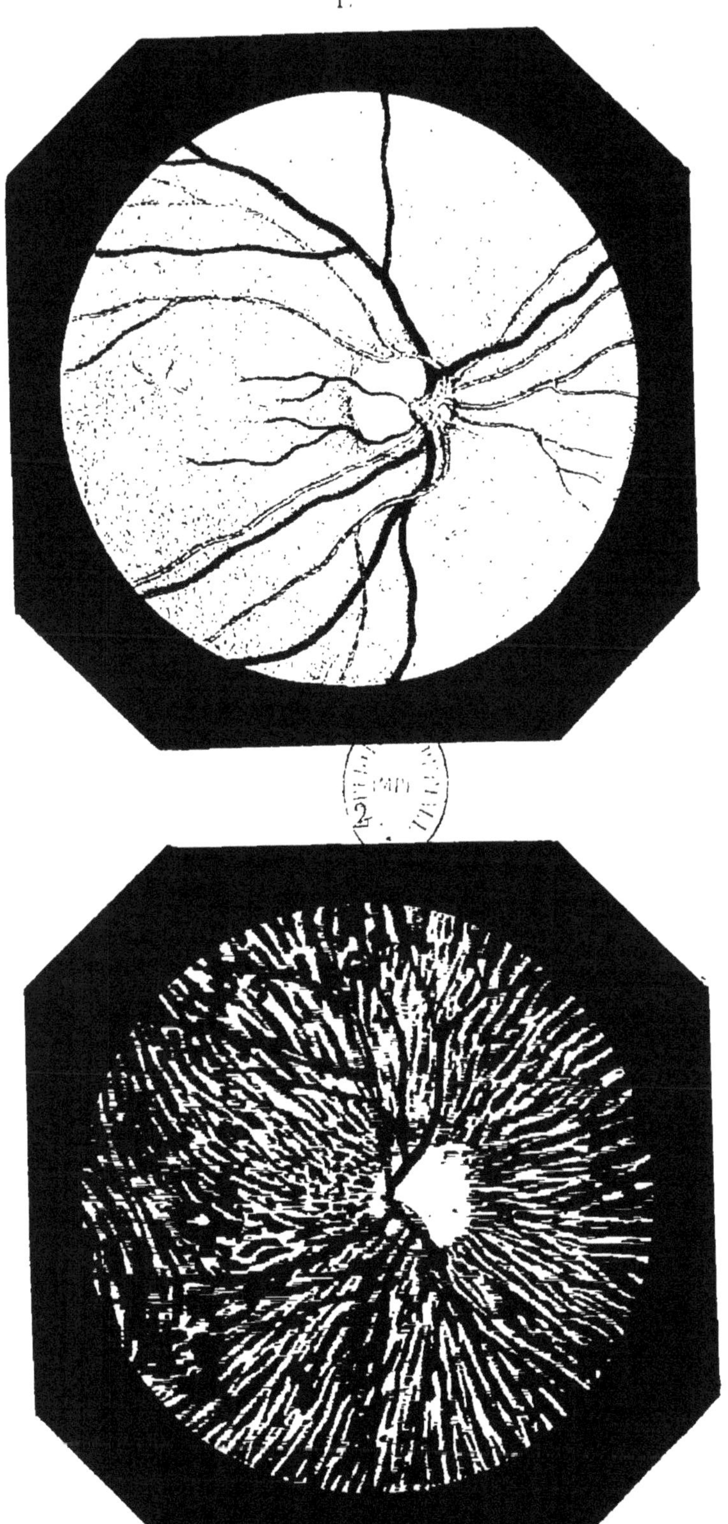


*P. Lackerbauer chromo-lith.*

dans une choroïdite : les vaisseaux de la choroïde sont remplis de sang. La papille est marquée çà et là de taches noires, mont[illegible]es plaques de pigment choroïdien ; en cet [illegible] vue est tout à fait obscurcie ; mais il faut peu de temps à nos célèbres docteurs pour rendre le fond de cet œil pareil à celui de la figure 1.

Comme on l'a vu, les verres dont on se sert dans l'ophthalmoscope sont de simples verres de lunettes qui donnent une netteté passable, mais qui ont le grand défaut de donner des couleurs, et de changer la teinte des objets.

Frappé de ces inconvénients, nous avons substitué aux verres des ophthalmoscopes en général, des lentilles achromatiques, et par ce fait créé l'*ophthalmoscope achromatique*. L'avantage des lentilles achromatiques est évident, car elles donnent une netteté plus grande que les autres, et l'absence de couleurs. Nous croyons donc que bientôt l'emploi de ces lentilles sera généralement adopté.

Des essais comparatifs ont été faits à Necker par M. le docteur A. Desormeaux, qui, dans son service, a constaté la supériorité de notre ophthalmoscope achromatique.

Nous avons présenté cet instrument à l'Académie des sciences, où une commission savante a été nommée pour l'examiner ; elle se composait de

MM. Claude Bernard, de Sénarmont et Despretz. A la Société de chirurgie, séance du 25 février 1862, M. le docteur A. Desormeaux a bien voulu se charger de la présentation de notre instrument, et, dans la séance du 12 mai 1862, il s'est s'exprimé en ces termes :

« M. Arthur Chevalier me charge de faire connaître une modification qu'il a apportée aux ophthalmoscopes. Cette modification consiste dans la substitution de lentilles achromatiques crown et flint, aux lentilles biconvexes et biconcaves. Elle peut s'appliquer à tous les ophthalmoscopes, de quelque nature qu'ils soient. L'avantage de ces lentilles est évident en théorie. Personne ne voudrait aujourd'hui d'un microscope ou d'une simple lunette de spectacle qui ne serait pas achromatique, le bon marché même ne ferait pas accepter un pareil instrument. On ne comprend guère qu'il en soit autrement pour les ophthalmoscopes, surtout si on fait attention que dans ces instruments on se sert presque toujours des parties excentriques de la lentille, vu qu'on la place obliquement pour éviter les reflets. Il en résulte, qu'avec les lentilles simples, on a une image altérée dans sa forme et sa coloration, et lors même que les aberrations ne seraient pas sensibles à la vue, elles seraient cependant suffisantes pour fatiguer l'œil de l'observateur.

« J'ai plusieurs fois employé l'instrument que j'ai l'honneur de présenter, et je crois pouvoir dès à présent lui reconnaître deux qualités : les images qu'il donne sont d'une grande netteté, et l'observation peut être prolongée plus longtemps qu'avec les autres instruments que j'ai employés, sans causer de fatigue à l'observateur. »

J'ai représenté, fig. 73, mon ophthalmoscope

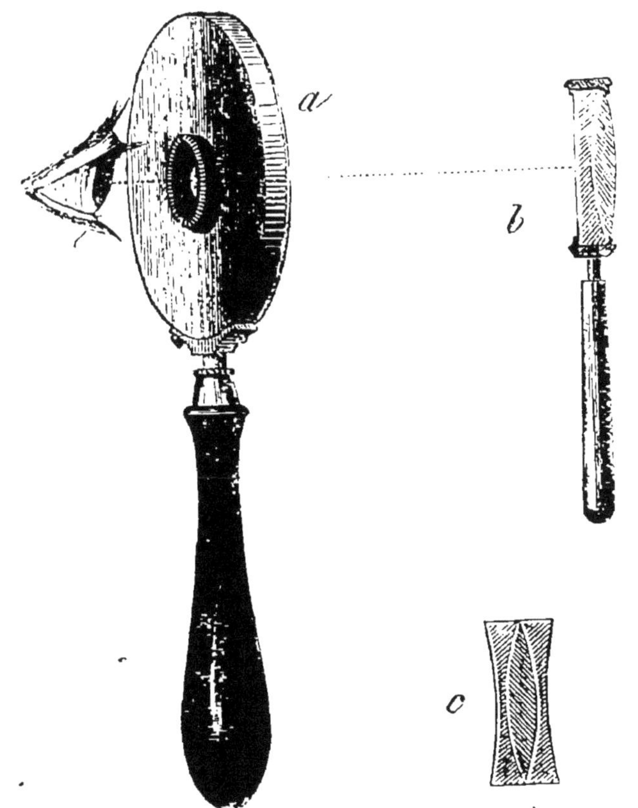


Fig. 73.

achromatique. On voit la coupe des lentilles, et la figure du miroir. Cet instrument, d'un prix peu élevé, pourra, nous l'espérons, rendre plus de services que celui qui n'a que des lentilles simples.

Il existe aussi un moyen de reconnaître diverses maladies, au moyen de certaines pressions faites sur le globe oculaire, et qui fournissent des apparitions lumineuses nommées phosphènes. Cette découverte est due au docteur Serre d'Uzès. Le cadre de cet ouvrage ne nous permet pas de décrire les phénomènes [1].

[1] Voir le *Traité des Maladies des yeux*, par M. Desmarres, t. III, p. 781.

# XXII

## CODE OPTIQUE SUR L'USAGE DES LUNETTES

### PAR CHARLES CHEVALIER

(1841).

1° On s'étonnera peut-être de nous entendre recommander d'abord d'essuyer soigneusement les verres de lunettes avant d'en faire usage ; mais ce conseil paraîtra moins puéril, si les critiques se rappellent ce qu'ils font si souvent eux-mêmes ; tantôt après avoir tenu leurs lunettes entre les doigts, ils les remettent sur leur nez sans les essuyer, quelquefois elles sont relevées sur le front et on les place de nouveau devant les yeux, ternies par la transpiration ou les humeurs sécrétées à la surface de la peau ; enfin l'haleine condensée sur les verres, la poussière, l'humidité, sont autant de causes qui troublent leur transparence et s'opposent à la vision distincte.

2° Les verres destinés aux myopes sont concaves ou divergents, les presbytes devront employer des verres convexes ou convergents.

3° La myopie et la presbytie ne sont pas des affections morbides, mais de simples altérations de la faculté visuelle; elles ne rentrent donc pas dans le domaine de la médecine, mais appartiennent entièrement à la physique. Il existe cependant quelques exceptions à cette règle.

4° Dans les campagnes on rencontre plus de presbytes que de myopes, et cette circonstance s'explique naturellement par les habitudes des paysans dont la vue peut s'exercer à de grandes distances; elle n'est pas bornée comme dans les grandes villes où les occupations les plus fréquentes exigent d'ailleurs l'examen attentif d'objets rapprochés ou de petites dimensions.

5° Les proportions des montures de lunettes doivent varier avec les individus. Elles seront disposées de telle façon que le centre des verres se trouve toujours exactement sur l'axe optique. Il est surtout nécessaire que les montures soient solides, légères et que les branches aient de l'élasticité.

6° Les besicles *pince-nez* ne sont plus usitées que sous forme de binocle.

7° Quelquefois les lunettes sont entièrement

construites en verre, la disposition ordinaire est généralement préférée.

8° La matière dont on forme les verres ne saurait être trop pure ; les stries, bulles, etc., sont des défauts qui feront rejeter les verres où ils se rencontrent.

9° Quelques fabricants ont employé le flint-glass sans réfléchir que ce verre est trop réfringent, irise les contours des objets, se raye facilement et que la quantité de minium qui entre dans sa composition l'expose à s'altérer très-facilement, sous l'influence de certains agents. D'ailleurs il fatigue promptement la vue.

10° Le cristal de roche ne présente pas les mêmes inconvénients, mais il est fort cher et exige un travail particulier qui en augmente encore le prix. Lorsque ce cristal est mal taillé, il montre les images doubles ou mal définies.

11° Les courbures des verres doivent être très-exactes, la moindre erreur troublerait la netteté des images.

12° Quand un verre a reçu la forme convenable, on peut encore altérer ses courbures en procédant au polissage, cette dernière opération exige les plus grands soins.

13° C'est de la parfaite exécution des verres que dépend leur effet. Lorsqu'ils sont mal travaillés ils augmentent l'altération au lieu de la combattre. Cependant on a vu des personnes contracter la funeste habitude d'y voir avec de mauvais verres, et lorsqu'elles étaient forcées de les remplacer, on ne pouvait parvenir à leur trouver un numéro convenable. L'organe s'était accoutumé aux défauts des lentilles et ne pouvait s'en passer.

14° Les verres concaves sont classés par numéros qui représentent leurs distances focales. On peut les diviser en quatre séries correspondant aux divers degrés d'altération de l'organe.

15° On commet une grave erreur, lorsqu'on croit avoir affaibli sa vue par l'usage des lunettes, parce qu'on ne peut plus s'en passer. On comprend que l'habitude d'y voir nettement fait paraître la myopie bien plus prononcée lorsqu'on retire les lunettes; cette transition brusque produit une sensation analogue à celle qu'on éprouverait si on était subitemement frappé de myopie.

16° Il faut avoir des lunettes pour voir de près et d'autres pour voir de loin ; le foyer, dans ce dernier cas, doit être une fois plus court que dans le précédent. Si l'on emploie les mêmes verres dans toutes les circonstances, on ne peut y voir nettement et l'on force l'œil à faire de pénibles efforts pour corriger le mauvais effet des lentilles. Ce n'est que dans le premier degré de l'altération, qu'on peut se contenter d'une paire de lunettes ; encore est-ce à la condition de retirer ces dernières pour voir de près ou de loin suivant qu'on est myope ou presbyte.

17° On se conformera facilement à ce précepte, en faisant usage des verres tronqués ou plutôt des lunettes à la Franklin, qui sont garnies de deux moitiés de verre chacune d'un foyer différent.

18° Il arrive fréquemment que certaines personnes placent leurs lunettes sur le bout de leur nez, d'autres contractent l'habitude de grimacer continuellemant; elles cherchent à voir par-dessus leurs besicles. Dans le premier cas, il faut les relever lorsqu'on veut s'en servir, autrement le centre des verres ne se trouvera plus sur l'axe optique. Dans le second, les muscles de l'œil et de la face sont continuellement tourmentés et les traits prennent un aspect disgracieux.

19° Des verres trop faibles ou trop forts favorisent les progrès de l'altération ; trop faibles, ils imposent à l'œil des efforts continuels, trop puissants, ils ne sauraient être tolérés sans amener une lassitude extrême et la vision serait encore moins nette que dans son état habituel.

20° Un verre de lunettes est destiné à rendre à l'organe, autant que possible, son énergie normale; les objets ne doivent donc pas subir d'altération dans leur apparence.

21° La première fois qu'on essaye des lunettes, l'œil est obligé de s'accommoder à la puissance des différents verres, il se fatigue, et souvent, quelques heures après avoir fait un choix, on reconnaît avec surprise qu'on a pris des verres trop forts ou trop faibles. En s'adressant à un opticien habile qui sait distinguer promptement les numéros convenables, on évite la fatigue d'où naît l'erreur. Si l'on persiste à choisir soi-même, il faut se reposer fréquemment et n'adopter que le numéro qui produit toujours le même effet.

22° Les presbytes prennent des lunettes plus tôt que les myopes, d'abord parce qu'ils ne peuvent distinguer les petits objets placés près de l'œil, en second lieu, parce que les efforts qu'ils font pour distinguer occasionnent des vertiges, des céphalalgies , et qu'au bout de quelques instants, ils sont forcés de suspendre leurs travaux.

23° Cette altération ne se guérit pas plus que la myopie, cependant Demours rapporte des exemples de guérison au moyen des lunettes; il cite également des cas où la myopie a disparu spontanément. Les presbytes croient parfois qu'ils deviennent aveugles et lorsqu'ils ont subi un traitement très-long et très-dispendieux, on leur rend tout à coup la vue en leur choisissant des lunettes convenables.

24° Les verres pour presbytes sont également divisés en quatre séries et portent le numéro de leur foyer.

25° Parfois et trop souvent encore, les presbytes craignent de prendre des lunettes de peur de paraître vieux, mais bien que cette altération survienne le plus fréquemment à une époque avancée de la vie, on rencontre pourtant la presbytie chez des personnes de tout âge. Elle peut même être congéniale.

26° Le principe relatif à l'action nuisible des verres trop forts ou trop faibles chez les myopes est également applicable aux presbytes.

27° Ils devront encore et par les mêmes raisons, avoir deux paires de lunettes ou des besicles à la Franklin.

38° Il arrive fréquemment qu'à l'époque où l'on reconnaît le besoin de prendre des lunettes, on essaye celles d'un étranger ou d'un parent ; si elles rendent les objets plus distincts ou, ce qui est plus nuisible, si elles les amplifient, on en fait volontiers usage chaque fois qu'elles se trouvent sous la main. Beaucoup de jeunes personnes ont recours aux lunettes de leur mère ou grand'mère lorsqu'elles s'occupent de broderie fine, bientôt elles ne peuvent plus s'en passer et l'on est surpris de leur voir choisir en commençant des numéros aussi élevés. Les myopes commettent la même imprudence, mais moins fréquemment que les presbytes.

29° Il n'y a pas de verres qui méritent exclusivement le nom de conserves, les bonnes lunettes seules sont de véritables conserves, puisqu'elles enrayent la marche des altérations en reposant l'organe.

30° Les binocles sont très-commodes lorsqu'il s'agit de regarder instantanément un objet, mais si l'observation devait se prolonger, il faudrait les remplacer par des lunettes, car la main agite le binocle devant les yeux qui se fatiguent très-promptement.

31° Les lorgnons ou monocles sont plutôt des colifichets soumis au caprice de la mode, que des instruments utiles et bienfaisants. Toutefois, nous ferons observer que l'on doit faire usage pour le monocle, d'un numéro deux fois plus fort que celui des lunettes dont on se sert habituellement.

32° Nous avons eu l'idée de construire, pour les lunettes, des verres achromatisés par l'association du flint et du crown glass, mais ces lentilles seraient trop lourdes, néanmoins nous espérons réaliser notre projet.

33° Les verres colorés doivent laisser voir les objets avec leurs couleurs naturelles, on n'obtient cet effet qu'au moyen des verres à *teinte neutre*.

34° Il n'est pas nécessaire que la vue soit altérée pour qu'on porte des lunettes à verres colorés, elles sont très-utiles aux voyageurs et aux personnes qui se livrent à l'étude et dont la vue est fatiguée par un travail trop assidu.

35° Que l'on emploie des verres colorés ou des lentilles incolores, il faut toujours fermer les yeux au moment où l'on retire les lunettes; cette précaution est indispensable si l'on veut éviter l'impression pénible qui résulte du passage trop brusque d'une douce clarté à une lumière éclatante ou de la vision distincte à la vision confuse.

# XXIII

## DESCRIPTION DE LA TROUSSE OPTIQUE D'OCULISTE

de

ARTHUR CHEVALIER

### Indications pour se procurer des verres

Le choix du numéro des verres ne devrait être fait que par des *médecins* ou des *opticiens distingués*, et alors on ne verrait pas tant de vues perdues par l'abus inconsidéré des lunettes. Les médecins peuvent beaucoup faire à ce sujet, surtout dans les provinces, où les colporteurs répandent des lunettes de qualité tout à fait inférieure, et avec lesquelles la vue se gâte en peu de temps.

Depuis nombre d'années nous déplorons cet état de choses, et nous avons fait pour MM. les médecins une trousse optique d'oculiste (fig. 74), dans

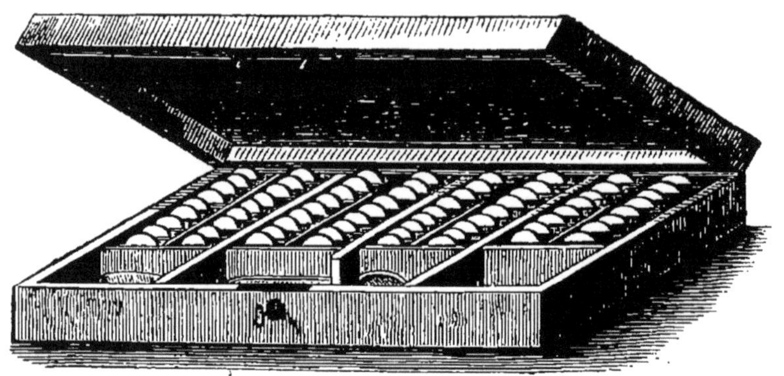

Fig. 74.

laquelle ils pourront trouver les verres nécessaires aux différentes vues; tous ces verres se placent dans une monture avec branches à coulisses (fig. 75), qui permet de changer instantanément les verres.

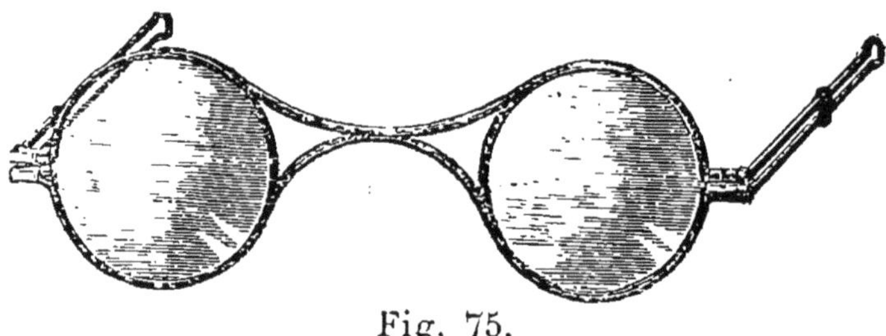

Fig. 75.

nément les verres. Chaque médecin de province, la plupart de nos médecins devraient avoir cette trousse, et au bout d'un certain temps le monde s'éclairerait, et un jour viendrait où personne ne voudrait avoir des verres sans que l'indication du numéro n'émane d'un médecin ou d'un opticien capable, reconnu apte par les médecins et par le gouvernement.

Voilà le moyen d'éteindre le charlatanisme, joignons à cela les publications, et l'espoir d'une réforme légale qui donne un contrôle à la vente des verres de lunettes, et certes l'humanité y gagnera.

Lorsqu'on se trouve éloigné de Paris, on peut se procurer des verres de lunettes en envoyant l'un de ses verres, et en indiquant l'effet du numéro dont on se sert ; un fragment des verres peut suffire. Si ce sont des verres convexes, on peut en prendre le foyer au soleil et l'indiquer à l'opticien. On pourra encore employer un vieux moyen indiqué par Thomin, et qui consiste à prendre l'empreinte de la courbure à l'aide de la cire à cacheter, si les verres sont périscopiques, on aura nécessairement deux courbures à prendre.

Si on n'a jamais porté de lunettes, on indiquera la distance à laquelle on lit le caractère des journaux, par exemple, et on en donnera la mesure exacte. On donnera aussi quelques explications sur sa vue.

## XXIV

### RAPPORT DE M. FRANCOEUR

sur le

### MANUEL DES MYOPES ET DES PRESBYTES

de

CHARLES CHEVALIER

« Un grand nombre de personnes sont obligées de se servir de besicles pour voir distinctement, soit à raison d'un vice de conformation de l'organe de la vue, soit par l'effet d'un affaiblissement causé par l'âge ou la fatigue ; mais il n'est pas rare, dans les relations ordinaires de la vie, que l'on ait une très-fausse idée du secours qu'on peut retirer des verres optiques pour faciliter la perception des objets ; faute d'une instruction spéciale, on se méprend étrangement sur un usage aussi indispensable, et on risque de s'altérer la vue par un mauvais emploi.

« Lorsque cette ignorance n'a d'autre effet que d'apparaître ridiculement dans la conversation par des propositions fausses, l'inconvénient n'est pas dangereux ; on laisse volontiers les discoureurs confondre l'usage des verres concaves qui servent aux myopes avec les verres convexes des presbytes, et on sourit lorsqu'on voit des gens étonnés que les premiers lisent sans lunettes, et ne peuvent s'en passer pour distinguer les objets à distance, tandis que c'est le contraire pour les autres. Mais ordinairement cette ignorance conduit à se servir de verres défectueux ou mal conformés pour l'organe qu'on veut aider, et on nuit d'une manière irréparable à cette précieuse faculté.

« M. Charles Chevalier, *bien connu du public comme habile constructeur de beaux instruments d'optique, auteur de plusieurs traités relatifs à cette science*, a voulu, dans l'opuscule que nous analysons, mettre chacun à même de raisonner l'emploi qu'il doit faire des verres, pour l'organe qu'il veut aider, afin de faire un choix éclairé de la nature et de la force des verres dont sa vue l'oblige à faire usage.

« Dans une première partie, consacrée à la théorie de la vision, l'auteur donne l'histoire de l'invention des besicles, qu'il attribue à Salvino

Armato et à Alexandre Spina; il expose la marche de la lumière à travers les verres convexes ou concaves; la structure de l'œil analogue à celle de la chambre obscure; l'explication, donnée par M. le docteur Gerdy, du fait qui consiste à voir droites et directes des images qui sont peintes renversées sur la rétine; il décrit les affections des yeux qui obligent de recourir à l'usage des verres, et la cause qui les rend myopes ou presbytes; les premiers ne voient nettement que les objets rapprochés, ils ont la vue plus ou moins basse; c'est le contraire pour les presbytes.

« La seconde partie expose les qualités que doivent avoir les verres relativement à la vue de la personne qui veut s'en servir, la construction des verres, des besicles et des diverses espèces de lunettes; les conseils à suivre pour en faire un choix judicieux; ce qu'on entend par les numéros distinctifs des verres, les modifications qu'on a apportées dans leur construction, etc.

« En définitive, le *Manuel des Myopes et des Presbytes est un ouvrage utile, clairement écrit et à la portée de tous les lecteurs pour lesquels il est composé.* Nous félicitons M. Chevalier d'avoir fait cet utile traité, qui ne renferme de science que ce qu'il était indispensable de donner pour l'intelligence du sujet. »

# XXV

## OBSERVATIONS

Nous aurions pu citer un grand nombre de faits relatifs à l'emploi des mauvaises lunettes; nous en citerons seulement quelques-uns :

### USAGE DE VERRES EN CRISTAL DE ROCHE MAL TAILLÉS.

Mme la baronne de D... ayant fait usage de lunettes dont l'un des verres était bien taillé, et dont l'autre était non perpendiculaire à l'axe, ressentit au bout de quelque temps, dans l'œil au-devant duquel ce dernier verre était appliqué, des douleurs très-vives, qui eurent pour résultat une névralgie frontale très-intense. Du repos, et l'emploi de verres parfaits en crown-glass firent cesser ces accidents.

### STRABISME PAR MYOPIE.

Nous avons déjà rapporté ce fait du jeune de S..., qui fut guéri du strabisme par l'emploi de verres concaves n° 80, qu'il abandonna ensuite pour exercer sa vue par un exercice gradué, afin de faire disparaître sa légère myopie.

### EMPLOI INCONSIDÉRÉ DE NUMÉROS DE DIVERS FOYERS.

M. le général *** fut atteint d'une sorte d'asthénopie pour avoir, dans un cas de presbyopie faible, usé simultanément de verres de différents foyers. Le choix d'un numéro bien choisi fit cesser le trouble visuel.

### ASTHÉNOPIE MAL TRAITÉE.

M^me^ D..., atteinte d'asthénopie, se procura inconsidérément des lunettes, et on lui donna du n° 15 convexes ; elle fut prise de douleurs vives dans la tête, et sa vue se troubla. Ayant reconnu que cette dame n'était ni myope ni presbyte, mais seulement asthénope, nous lui donnâmes le n° 72 convexes, avec lequel elle voit sans fatigue.

### CATARACTE PAR USAGE DE VERRES TROP FORTS.

M. Baudard ayant une myopie congénitale, fut conduit à l'âge de 15 ans dans un bazar, où il fit acquisition de lunettes n° 3 concaves. Sous cette influence, une conjonctivite se déclara, elle dura 20 ans; la vue s'affaiblit au point que le n° 2 devint insuffisant. Par suite de congestions répétées, une double cataracte se déclara.

### MYOPIE DIMINUÉE PAR L'EMPLOI DE NUMÉROS INTERMÉDIAIRES.

J'ai déjà cité M. G..., mon employé, qui, étant entré chez moi il y a huit ans, portait des verres concaves n° 9. En le faisant diminuer graduellement son numéro, je suis arrivé à lui faire adopter le n° 20, avec lequel il voit parfaitement

### ASTHÉNOPIE MAL TRAITÉE.

Le jeune E..., âgé de quinze ans, apprenti bijoutier, portait des lunettes avec des verres n° 24.—Il se plaignait de fatigues visuelles, je reconnus qu'il était asthénope, et lui donnai du 72, qui le soulage et lui permet de continuer ses travaux.

### ABUS DE NUMÉRO TROP FORT.

M. S..., atteint de presbyopie, portait le n° 10. Je reconnus que le n° 24 lui était suffisant. (On voit la différence énorme qui existait entre le numéro donné et celui utile, et quelle fâcheuse influence cela peut avoir pour la vue.)

### HYPERPRESPYOPIE.

Exemple de graduation des numéros pour différentes distances dans le cas de presbyopie forte. Nous avons donné les numéros suivants :

| | |
|---|---|
| Pour lire...................... | 9 |
| Pour distance intermédiaire .. | 14 |
| Pour voir de loin............. | 18 |

### NUMÉRO TROP FORT ET UTILITÉ DES INTERMÉDIAIRES.

Madame G... portait le n° 13.—Nous lui avons donné le n° 17, avec lequel elle voit parfaitement.

### UTILITÉ DES NUMEROS INTERMÉDIAIRES.

M. M... portait du n° 20 pour lire; ce numéro étant devenu insuffisant, nous fîmes essayer le 18, qui fut trouvé trop fort; la vision distincte ne put s'opérer qu'avec le numéro intermédiaire 19.

Chaque jour nous sommes appelés à vérifier les numéros des verres, et, généralement, pour la myopie et la presbyopie, les numéros employés sont trop forts, rarement ils sont trop faibles. Cette remarque doit faire réfléchir ceux qui font usage de lunettes.



FIN.

# TABLE DES MATIÈRES

www.ingramcontent.com/pod-product-compliance
Ingram Content Group UK Ltd.
Pitfield, Milton Keynes, MK11 3LW, UK
UKHW020606230726
13926UKWH00005B/2223

9 782013 619066